GÜTERSLOHER
VERLAGSHAUS

Stephan Lermer

PAARWEISE

Die Kunst einer guten Partnerschaft

Gütersloher Verlagshaus

Bibliografische Information der Deutschen Nationalbibliothek

Die Deutsche Nationalbibliothek verzeichnet diese Publikation in der Deutschen Nationalbibliografie; detaillierte bibliografische Daten sind im Internet über http://dnb.d-nb.de abrufbar.

MIX
Papier aus verantwortungsvollen Quellen
FSC® C006701
www.fsc.org

Verlagsgruppe Random House FSC-DEU-0100
Das für dieses Buch verwendete FSC-zertifizierte Papier *Munken Premium Cream* liefert Arctic Paper Munkedals AB, Schweden.

1. Auflage

Coverfoto: © Katharina John, Venedig
Druck und Einband: CPI – Ebner & Spiegel, Ulm
Printed in Germany
ISBN 978-3-579-06698-1
www.gtvh.de

Inhalt

Einführung

Thema dieses disziplinübergreifenden Buches sind die maßgeblichen Einflussfaktoren auf eine Partnerschaft: wie sie gelingen kann und warum sie so häufig scheitert. Immerhin stehen in Deutschland täglich ca. 1.000 Eheschließungen fast 500 Ehescheidungen gegenüber. Da sind die zahlreichen unehelichen Partnerschaften, die auseinanderbrechen, noch gar nicht mitgezählt.

Gelingen kann eine Partnerschaft nur dann auf Dauer, wenn die Beteiligten, also beide Partner, partnerschaftsfähig sind. Das klingt banal – und ist es doch in keiner Weise. Denn in vielen Partnerschaften kommt ungeschminkt zutage, dass Menschen genau das nicht sind. Und dennoch haben sie den Anspruch, ihre Paarbeziehung meistern zu können, obwohl sie es nie gelernt haben.

Das zeigt sich nicht zuletzt in den zahllosen Fällen all der Menschen, die in meine Beratung kommen, um ihre Beziehung zu retten. Oft wissen sie gar nicht, was da ursächlich schiefgelaufen ist. Wieso sie jetzt an einem Punkt angelangt sind, an dem der Gedanke an eine Trennung plötzlich zum Thema geworden ist. Sie reagieren auf die meist als ungerecht empfundenen Vorwürfe nicht selten mit Vorwürfen. Mindestens einer von beiden fühlt sich vom anderen nicht richtig gesehen. Häufig haben sie sich im Lauf des jahrelangen alltagsstressdominierten Partnerschaftsverlaufs »schlicht auseinandergelebt«, ergo sich vermeintlich auch nichts mehr zu sagen, oder man schweigt, um keine schlafenden Hunde zu wecken. Sie glauben plötzlich, ihren Partner »überhaupt nicht mehr zu erkennen« oder ihn noch nie richtig gekannt zu haben. Manchmal stellen sie auch frustriert fest, dass ihr Paar-Sein schon seit einer ganzen Weile nicht mehr über die Bewältigungsroutine des täglichen Familien-Alltags hinausgekommen ist. Da ist etwas verloren gegangen vom Zauber der ersten Jahre, den sie gemeinsam zu Beginn der Ehe genossen hatten. Und jetzt: Wie sollen sie zusammen weitermachen – wenn schon die gemeinsame Sprache fehlt und erst recht die gemeinsamen Ziele? Geschweige denn eine begeisternde Vision, die jedes Paar zusammenschweißen würde.

Gestörte Paarbeziehungen repräsentieren vielfach die Eisbergspitze, an der eine falsche Lebensführung vieler evident wird, wo die Sinnkrise des postmodernen Menschen mit seiner Überforderungs-Angst aufgrund der erdrückenden Multi-Optionalität vorprogrammiert ist. Insofern repräsentieren Paarbeziehungen die Gesellschaft, in der so manches gegen die Natur des Menschen läuft. Wie häufig stelle ich fest, dass der Einzelne gar nicht mehr weiß, was er will. Dass er zudem beschränkt kommunikationsfähig durchs Leben geht und in puncto Frustrationstoleranz und Kompromissbildung auf der Stufe eines Pubertierenden stehengeblieben ist. In der Partnerschaft treten solche menschlichen Schwächen in Form von Streit und Problemen zutage. Sie kommen hier wesentlich deutlicher zum Vorschein als bei Menschen, die allein leben. Denn ein Partner ist wie ein Spiegel, im guten und im (gelegentlich auch) anstrengenden Sinn. Und er kann in diesem Punkt auch nicht durch den besten Freund oder die beste Freundin ersetzt werden.

Als Hintergrund vieler Partnerkonflikte lassen sich meines Erachtens nach zwei eigentliche Ursachen ermitteln:

- das Gefühl, in der Partnerschaft nicht ernst genommen zu werden, also nicht als eigenständige, erwachsene Person mit eigenem Willen anerkannt zu werden;
- das Gefühl, nicht geliebt zu werden als der, der man ist, ohne zu glauben, sich verstellen oder ändern zu müssen.

Immerhin: Der Entschluss, eine Paar-Beratung aufzusuchen oder eine Paar-Therapie zu beginnen, beweist, dass die Beteiligten die Hoffnung nicht aufgegeben haben, dass sich ihre Beziehung, die offensichtlich an einem kritischen Punkt angelangt ist, auf eine neue Basis stellen lässt. Dass sich immer mehr Paare zu solch einem Schritt entschließen, zeigt zudem, dass es schon lange kein Tabu mehr ist, sich bei diesem Unterfangen professionelle Hilfe zu holen. Das lässt hoffen.
Doch abgesehen davon: Die derart weitläufige desaströse Beziehungslandschaft zwingt uns zum Umdenken. Das kollektiv überhöhte Anspruchsniveau, die paradiesische, aber auch teuflische Multi-Optionalität überfordern uns, als Mann und als Frau: So viele Wege stehen offen, alles erscheint machbar, aber die Orientierung, der Kompass, der fehlt. Es geht nicht mehr ohne Strategien. Mann und Frau kommen nicht drumherum, eine zeitgemäße Partnerschaftsfähigkeit zu entwickeln.
Viele wünschen sich eine »Beziehungskompetenz-App«, doch noch sind wir gehalten, die dazu nötige Reife zu entwickeln und die Fähigkeiten einzuüben, damit Partnerschaft auf Dauer gelingt.

Bei jedem Paar gilt es, nach dem Rausch des Verliebtseins, die verschiedenen Systeme beider zu »kompatibilisieren«. Sind sowohl das System Frau als auch das System Mann jeweils für sich genommen schon hochkomplex, kommt es bei der Zusammenfügung beider gerne zu Herausforderungen, die man mit dem gesunden Laienverstand oft nicht mehr bewältigen kann. Es geht darum, innerhalb der Beziehung erfüllende Einstellungen und Verhaltensmuster zu entwickeln. Doch zuvor muss der Einzelne wissen, was er will, was ihm wichtig ist, und wie er so kommunizieren kann, dass die goldene Formel »Hingabe ohne Aufgabe« – also ohne Selbstaufgabe – erfolgreich aufgeht.

Der nächste Schritt nach der Stärkung der eigenen Persönlichkeit wäre eine systematische Öffnung für proaktive Einstellungs- und Kommunikationsmuster, die tatsächlich partnerschaftsfähig machen.

Mittels Bewusstmachung und Strategiensammlung lassen sich Beziehungsturbulenzen besser verstehen. Ohne Anklage. Ohne Vorwürfe. Erklärbar als Folge von Systemproblemen. Wenn ein Paar diese erkannt und aufgelöst hat, wird es seine kostbaren Lebensenergien nicht mehr im Kampf *gegeneinander* vergeuden, sondern *für* seine gemeinsame und glücksspendende Vision einsetzen.

Noch klüger als über den Umweg einer Krise wäre allerdings ein präventives Vorgehen, wie wir es im Hinblick z. B. auf unsere Zahngesundheit oder das Autofahren (mit Gurt) und viele andere Lebensbereiche praktizieren. In diesem Sinn mag das vorliegende Buch als wirksame Vorsorge gelesen werden, dauerhaft mit dem Partner eine erfüllte, glückliche Partnerschaft leben zu können.

Abenteuer Partnerschaft

Gäbe es für Partnerschaften ein Reinheitsgebot wie beim Bier, dann wüsste man, was drin ist, was einen erwartet. Und wenn es nicht bekömmlich ist, könnte man rasch herausfinden, wo die Ursache liegt. Eine Partnerschaft ist aber eher wie ein höchst komplexer und komponentenreicher Cocktail, gemixt aus diversen bekannten und unbekannten Zutaten, die beim Zusammentreffen (ob nun geschüttelt oder gerührt) ihre Wirkung verändern, verstärken, ergänzen, bis am Ende etwas herauskommt, womit eigentlich keiner der Beteiligten gerechnet hat: ein Abenteuer.

Vieles von dem, was der Einzelne als Single lebt, schmeckt im Partnerschaftscocktail plötzlich scharf oder bitter, auch wenn es erst Süße versprach. Einige Cocktails machen schwindelig, andere erst am nächsten Tag einen schweren Kopf. Wieder andere sind einfach nur schal, doch immer noch besser als die giftigen. Zum Glück sind die meisten allerdings süß, schmackhaft und ein Genuss, außer man hat sich ausnahmsweise mal vertan. Und jetzt herauszufinden, welche Zutat vollkommen unpassend war oder welche nur falsch dosiert wurde, erfordert die Kombination aus Wissen und Erfahrung, die wir mindestens von einem guten Barmixer erwarten. Bezogen auf die Partnerschaft liefert das Leben die Erfahrung.

Dieses Buch soll etwas Wissen über die Wirkung der Komponenten vermitteln. Damit unsere kostbare Lebenszeit als Paar, dieses Zeitfenster zwischen Schlafen, Arbeiten, sozialen und sachlichen Zwängen, als »Urlaub zu zweit« wirklich von beiden als Energiequelle empfunden wird. Auf die man sich vorher voller Sehnsucht freut, in der man im Augenblick genüsslich die Zeit vergisst, an die man hinterher voller Glücksgefühl zurückdenkt. Apropos Urlaub: Die Glücksforschung hat neuerlich herausgefunden, dass Urlaub drei verschiedene Glücksqualitäten birgt: den Urlaub selbst, die Erinnerung daran und die Vorfreude darauf, den Adventseffekt. Alle drei in dieser Reihenfolge. Am meisten beglückt also erstaunlicherweise die Vorfreude.

In der Partnerschaft sind das die Verliebtheit und die Liebe, auf die wir all unsere Hoffnungen setzen. Das Gefühl von Ähnlichkeit der Interessen, Vorlieben und Geschmäcker lässt uns in die Zukunft hoffen, gibt uns die rationale Beruhigung, das Wagnis der intimen Öffnung einem anderen gegenüber eingehen zu können. Doch kaum sind einige Monate vergangen, sind die destruktiven Komponenten am Werk: Stress von außen wird in die Beziehung getragen. Frustrationen bei beiden aufgrund des fatalen Duos aus mangelnder Frustrationstoleranz und unrealistisch hoher Erwartungshaltung verschärft die Spannung zwischen beiden. Wäre jetzt nicht ein Mangel an proaktiver Kommunikationsfähigkeit zu beklagen, könnte man diese Situationen als Herausforderungen nutzen, die als Lehrstücke wie in einem improvisierten Partnerschafts-Workshop dienen könnten.

Also: Eine beglückende Partnerschaft ist das Ergebnis richtiger Zutaten und der passenden Kombination miteinander. Was am Ende daraus wird, ist nie genau vorhersehbar. Und gerade deshalb macht es dem Menschen solche Mühe: Er kann es nicht so steuern, wie er gewohnt ist, sein Leben zu beherrschen. Ähnlich wie beim Einschlafen: Man kann es nicht mit Gewalt erzwingen. Man kann seinen Körper verändern, Muskeln aufbauen, zunehmen, abnehmen, die Haare färben, sie entfärben, wachsen lassen, sich eine Glatze scheren lassen, die Haut tätowieren oder alles wieder weglasern lassen, sich Piercings stechen und sie wieder entfernen lassen, man kann selbst so viel bewirken und sich in diesen unbegrenzten Möglichkeiten sonnen.

Doch in der Partnerschaft geht es zu wie beim Tanz zu zweit. Da sind mal mutige Schritte angesagt, mal Drehungen, mal Zurücknahmen, vor allem aber ist viel Sensibilität gefragt, wofür beide sich für das gemeinsame Gelingen, dem Fügen ergeben, damit das Ersehnte, die Harmonie, erschaffen wird. Im besten Fall folgt die Synergie als Belohnung. Dann entsteht eine Symphonie. Oder wie beim improvisierten Jazz: Der eine reagiert auf den anderen, der andere wird dadurch zur Kreativität angeregt, die bei einem selbst Kreativität provoziert.

Sie mag ihm beispielsweise vorwerfen, dass er sie nicht ausreden lässt, sondern ihr stets ins Wort fällt. Und während sie ihm das sagt, lässt er sie ausreden. Ganz einfach durch verändertes Tun bzw. das Lassen. Diese von ihr lange Zeit erlittene Problematik ist mit einem Mal verschwunden, fürs erste aufgelöst. Da hatte sie lange gegrübelt und mit ihrer Freundin darüber gesprochen, wie sie es ihm wohl sagen könnte, wie er wohl reagieren würde. Und dann hat sie es ihm jetzt einfach gesagt. Und er hat es gleich verstanden. Seine kleine aber in der Wirkung große Wandlung vermittelt ihr Respekt, eine rasche Lernfähigkeit und eine offene Bereitschaft für gemeinsame Entwicklung. Bleibt er dabei, ist ihre Klage ab sofort nicht mehr relevant. Er wird folglich seine Frau erleben als eine, die weitaus zufriedener wirkt. Ja mehr noch, als eine, die mehr Toleranz gegenüber seinen schwerer veränderbaren oder unveränderbaren, aber für sie mühsamen Seiten aufbringt, weil sie de facto erfahren durfte, dass er sich bemüht, ihre Wünsche zu erfüllen, so er sie denn weiß bzw. gesagt bekommt. Das motiviert, häufiger den Mut und das Engagement aufzubringen, seinerseits Wünsche zu äußern und Bitten oder Vorschläge für ein besseres gemeinsames Gelingen einzubringen.

Anmerkung: Ich verwende das Wort »Partner« sowohl für den Partner als auch für die Partnerin. Die Alternative, stets die männliche und die weibliche Form zu nennen, erschwert den Lesefluss enorm. Zudem schreibe ich bewusst nicht »Mann-Frau-Beziehung«, sondern »Partnerschaft«, denn homosexuelle Partnerschaften sind hier nicht ausgenommen.

Ob der folgende Text allein gelesen oder einander vorgelesen wird: Seine Wirkung entfaltet er idealerweise durch das gemeinsame Umsetzen, durch miteinander danach handeln, am besten eben »paarweise«.

Dr. Stephan Lermer, im Spätherbst 2011

1. SITUATION

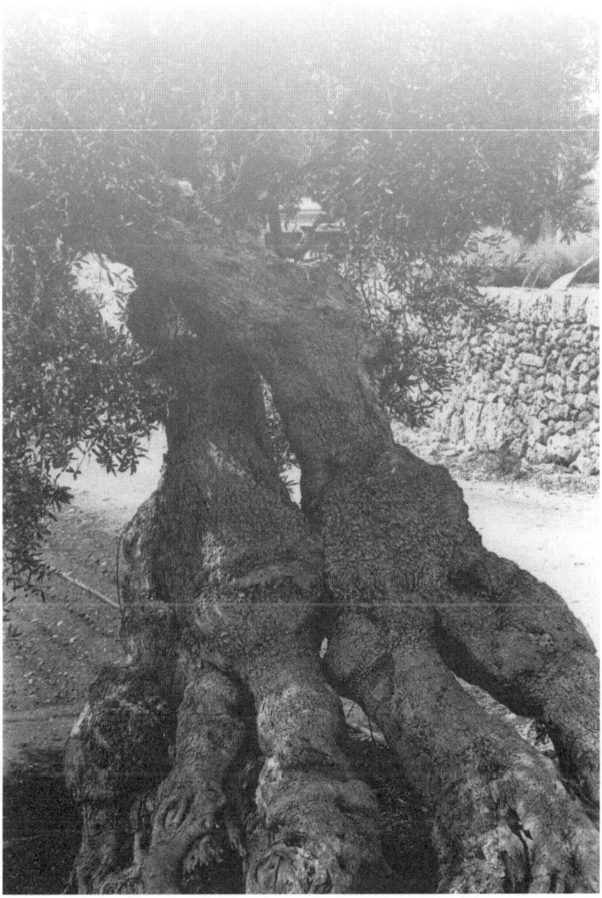

Ein frappierender Witz:

Gespräch zwischen Mann und Frau vor der Hochzeit:
Er: »Na endlich, ich habe schon so lange gewartet!«
Sie: »Möchtest Du, dass ich gehe?«
Er: »Nein! Wie kommst Du darauf? Schon die Vorstellung ist schrecklich für mich!«
Sie: »Liebst Du mich?«
Er: »Natürlich! Zu jeder Tages- und Nachtzeit!«
Sie: »Hast Du mich jemals betrogen?«
Er: »Nein! Niemals! Warum fragst Du?«
Sie: »Willst Du mich küssen?«
Er: »Ja, jedes Mal, wenn ich Gelegenheit dazu habe!«
Sie: »Würdest du mich jemals schlagen?«
Er: »Bist Du wahnsinnig? Du weißt doch, wie ich bin!«
Sie: »Kann ich Dir voll vertrauen?«
Er: »Ja.«
Sie: »Mein Schatzi!«
Sieben Jahre nach der Hochzeit:
Text einfach nur von unten nach oben lesen!
(Aus einer Witze-Sammlung von Vera F. Birkenbihl)

Eine erfolgreiche und erfüllende Beziehung auf längere Frist zu führen, erscheint heute schwieriger denn je. Partnerschaften werden als etwas primär »Brüchiges« empfunden. Häufig enden sie frühzeitig. Man braucht nur einen Blick auf die Beziehungsdesaster der Prominenten zu werfen, die in den einschlägigen Medien ausgebreitet werden – oder sich im eigenen Umfeld umzusehen. Es bröckelt, man trennt sich oder wird geschieden. Und die paar wenigen guten Beziehungen gelten beinahe schon als Ausnahme.

Was die Zahlen erzählen

Die Wahrscheinlichkeit, dass zwei Menschen, die heute heiraten, sich auch wieder scheiden lassen, liegt tatsächlich bei knapp 40 Prozent. Im Jahr 2010 wurden in der Bundesrepublik fast halb so viele Ehen geschieden wie geschlossen (382.047 Heiraten vs. 187.027 Scheidungen, Quelle: Statistisches Bundesamt).

Das war nicht immer so. In den Jahren zwischen 1900 und 1960 lag die Relation noch zwischen zwei und 15 Prozent. Im Jahr 1958 heirateten von tausend Bürgern neun, während sich nur ein Promille wieder trennte. In der Nachkriegszeit stieg die Zahl der Eheschließungen kontinuierlich an und erreichte 1961 mit knapp 700.000 einen absoluten Höchststand. Der Heiratstrend kehrte sich allerdings Mitte der 1960er-Jahre um. Gleichzeitig stieg von 1960 an die Scheidungsrate. 1976 trat die Reform des Scheidungsrechts in Kraft und setzte an die Stelle des Schuldprinzips das Prinzip der Zerrüttung.

Aktuelle Trends: Die durchschnittliche Dauer einer Ehe ist in den letzten beiden Jahrzehnten gestiegen (1992: 11,5 Jahre, 2010: 14 Jahre). Dennoch sinken sowohl die Heiratslust als auch die Scheidungszahlen in etwa parallel, sodass der Anteil der Scheidungen annähernd konstant bei 39 Prozent liegt (Heimpel 2011). In absoluten Zahlen stellt das Statistische Bundesamt Deutschland für 2010 den 382.000 Eheschließungen 187.000 Ehescheidungen gegenüber (www.destatis.de).

Dabei gibt es durchaus auch objektive Erkenntnisse, die für eine feste Bindung sprechen. So belegen Studien immer wieder, dass Verheiratete glücklicher sind als Singles, dass sie älter werden oder seltener zum Arzt müssen. Sie haben deutlich häufiger Sex, einer der wichtigsten Glücksfaktoren für viele Menschen. In einer Glücksstudie, für die in 17 Ländern Umfragen ausgewertet wurden, haben Wissenschaftler herausgefunden, dass eine Ehe auf Dauer glücklich macht. Von den niemals Verheirateten sagt nur jeder Vierte, dass er sehr glücklich ist, von den Verheirateten immerhin 40 Prozent.

Die britischen Glücksökonomen David Blanchflower und Andrew Oswald kamen zu einem ähnlichen Ergebnis. In ihrer Studie »Geld, Sex und Glück: Eine empirische Untersuchung«, in der Befragungen von 16.000 erwachsenen Amerikanern ausgewertet wurden, stellten sie fest, dass eine Ehe genauso glücklich macht wie ein hohes Einkommen. Um das Zufriedenheitsniveau eines glücklich Verheirateten zu erreichen, müsste ein vergleichbarer Single (mit derselben Bildung, vergleichbarem Job, Status etc.) etwa 100.000 Dollar im Jahr zusätzlich verdienen. Der etwas seltsam anmutende Vergleich resultiert aus einer komplizierten Kalkulation, die so genannte »Glückseinheiten« in Dollar aufrechnet (Willenbrock 2006).

Eine interessante Entdeckung machten auch Francesca Cornaglia von der Londoner Queen-Mary-Universität und Naomi Feldman von der israelischen Ben-Gurion-Universität. Die Ergebnisse ihrer Fallstudie aus dem Jahr 2007 legen nahe, dass Verheiratete erfolgreicher sind als Unverheiratete, weil sie besser verdienen. Cornaglia und Feldman haben dafür über einen langen Zeitraum die Bruttogehälter von 16.000 Profi-Baseballspielern in den USA untersucht. Dabei stellten sie fest, dass die verheirateten Spieler bis zu 16 Prozent mehr verdienten als ihre unverheirateten Kollegen. Dass Ehefrauen womöglich ihren Männern »den Rücken frei halten«, weshalb diese erfolgreicher sind, konnten die Forscherinnen als Ursache ausschließen. Ebenso ließ sich kein Zusammenhang zwischen der Attraktivität der Männer auf dem Heiratsmarkt und ihrem Verdienst entdecken. Als mögliche Ursache benannten Cornaglia und Feldman eher indirekte Faktoren: »Wir nehmen an, dass die Ehe die Stabilität und die Verlässlichkeit der Männer im Beruf erhöht«, so ihr Fazit. Verheiratete seien die besseren Teamplayer und besäßen mehr Führungsqualitäten als Singles.

Bei einer wissenschaftlichen Metaanalyse, in der über 900 Ergebnisse aus 115 Einzelstudien mit nahezu 200 Einzelkriterien ausgewertet wurden, kam heraus, dass Ehezufriedenheit und Ehestabilität nachweisbar eng zusammenhängen (Karney/Bradbury 2003). Natürlich interessieren weiter die einzelnen Prädiktoren, die dafür tendenziell verantwortlich sind.

Negativ wirken:

- elterliche Scheidung
- eine unglückliche Kindheit
- Neurotizismus
- erlebter Stress
- negatives Verhalten des Mannes
- negatives Verhalten der Frau
- negatives Verhalten als Paar

Positiv wirken:

- Einkommen des Mannes bzw. der Familie
- Bildungsgrad
- Ähnlichkeiten der Einstellungen
- Maskulinität
- positives Verhalten des Mannes
- sexuelle Zufriedenheit
- frühere Ehezufriedenheit

Durchhalten ist unmodern?

Warum aber lassen sich dann so viele Menschen scheiden? Zum Ersten: Es ist heute relativ leicht möglich – nicht nur juristisch. Auch aus monetären Gründen muss man eine Ehe nicht mehr aufrechterhalten, wie es bis etwa in die 1950er-Jahre noch der Fall war. Zumindest ist der übermächtige finanzielle Druck, der früher viele Paare zwangsweise zusammenhielt, heute nicht mehr gegeben. Denn in vielen Partnerschaften sind beide berufstätig, zumindest haben beide eine Ausbildung und damit die Möglichkeit, Geld zu verdienen. Im Falle einer Trennung greift das Unterhaltsrecht. Natürlich darf nicht außer Acht gelassen werden, dass eine Trennung erhebliche finanzielle Einbußen bedeutet.

Für die hohe Scheidungsbereitschaft müssen also noch andere Gründe eine Rolle spielen. Einer ist: Aus gesellschaftlich-moralischer Sicht gibt es heute deutlich weniger Schranken als noch in der Mitte des letzten Jahrhunderts. Zum einen ist der Einfluss der Kirche stark zurückgegangen. Zum anderen ist heute eine Scheidung Normalität.

Schon die Kinder machen diese Erfahrung. Immerhin gibt es in fast der Hälfte aller geschiedenen Ehen Nachwuchs unter 18 Jahren. In der Kita, in der Grundschule oder im Gymnasium sind Trennungskinder also keine Ausnahme: Es gibt noch andere, die das Wochenende abwechselnd mal bei dem einen, mal bei dem anderen Elternteil verbringen oder die in einer Patchwork-Familie leben. Dass diese Erfahrung in der Gruppe geteilt wird, bedeutet indes nicht, dass die Kinder deshalb »glücklichere« Scheidungskinder sind. Nach wie vor gilt, dass die Kinder unter einer Trennung der Eltern enorm leiden.

Ein weiterer Grund, warum Ehen heute schneller als früher aufgelöst werden, liegt im Wertewandel. Die Persönlichkeitsentfaltung steht hoch im Kurs. Andere Werte wie »Ausdauer« oder »Beständigkeit« treten dahinter zurück. »Durchhalten« war das Motto unserer Großeltern – weil es nicht anders ging. Heute sagt man sich: Warum eigentlich durchhalten? Wenn eine Beziehung nicht mehr als passend empfunden wird, muss man sie doch nicht aufrechterhalten. Denn der Partner ist heute zu einem »Lebensabschnittspartner« geworden – wenn ein Abschnitt zu Ende ist, ist auch die Partnerschaft obsolet geworden. So, wie viele Beschäftigungsverhältnisse einen Lebensabschnittsjob darstellen: In den meisten Biografien wird mehrmals das Unternehmen, manchmal auch der Beruf gewechselt. In der Wirtschaft wird eine entsprechende Flexibilität von den Arbeitnehmern geradezu erwartet.

»Das, was Familie ausmacht, Emotionalität, Stabilität, Geborgenheit und bedingungslose Zuwendung, scheint immer weniger in eine Gesellschaft zu passen, die auf Kurzfristigkeit,

Flexibilität und Mobilität angelegt ist«, diagnostiziert Christine Henry-Huthmacher treffend 2010.

Problemhits in Beziehungen

Doch auch die aktuell bestehenden Beziehungen sind ja allein durch die Tatsache ihres Bestehens nicht automatisch gut. Sondern sie sind oft eine Qual für beide, oder zumindest für einen von beiden. Auch mögliche Alternativen – die Kinder allein zu erziehen, den Partner zu wechseln – sind oft von erheblichem Nachteil. Es sind wieder die Kinder, die ausbaden müssen, dass ihre Eltern nicht partnerschaftsfähig waren.

Nach meiner langjährigen Praxiserfahrung lesen sich die Problemhits von Beziehungsstreits in folgender Reihenfolge: Geld, Sexualität, Kindererziehung. Oft werden über diese Themen Aggressionen entladen, die sich im Lauf des Alltags aufgestaut haben.

Was das Thema Kindererziehung betrifft, so war die »Tyrannen-Diskussion«, angestoßen durch Michael Winterhoff, längst überfällig. Nach der Veröffentlichung aufrüttelnder Bücher und nach etlichen hitzigen Talkshows darf sie nicht als unangenehmes und scheinbar unlösbares Tabu versanden. Die Thematik ist teilweise Folge und teilweise auch Ursache unserer zeitgenössischen Familienprobleme. 15 Prozent unserer schulpflichtigen Kinder leiden an nachweislichen psychischen Störungen, über 50 Prozent(!) der Schüler aller Schulformen haben chronische, meist psychosomatische Gesundheitsbeschwerden, wie Untersuchungen von Kinder- und Allgemeinärzten zeigen (Bauer 2006).

Selbstverständlich brauchen Kinder Grenzen. Und sie werden die Grenzen in dem Maß akzeptieren, wie ihnen ein erstrebenswertes Erwachsenenleben von psychisch gesunden und reifen Eltern und Lehrern vorgelebt wird.

Wäre hier eine Kompatibilität beider Partner aufgrund ihrer persönlichen Stabilität, des gegenseitigen Respekts und erfolgreich praktizierter Kommunikation geschaffen, dann läge eine brauchbare Basis vor, die neben ihrer beglückenden Wirkung überdies auch noch alle anderen Lebensbereiche positiv beeinflussen würde. Doch so etwas kann man nicht kaufen, und es kommt auch nicht über Nacht geflogen.

Auch psychische Krankheiten sind inzwischen eine große Belastung geworden. Laut aktuellen wissenschaftlichen Erhebungen sind derzeit Depressionen der führende Grund bei Krankschreibungen und Frühberentungen (Holsboer 2011). Eine Vielzahl von Studien zeigt sogar einen engen Zusammenhang zwischen dem Ausmaß der Depressivität und den Partnerschaftsstörungen (Lutz 2006). Gerade sexuelle Störungen in Form von Libidoverlust, Potenzschwäche und Orgasmusstörungen offenbaren häufig als Hintergrund eine Depression bei einem der Partner. Hier hilft Psychotherapie – in einigen Fällen kann auch eine Paartherapie weiterhelfen und zur Gesundung des depressiven Patienten führen.

Thesen zum Wandel der Rollenbilder

Alles begann vor etwa 4,4 Millionen Jahren: Der Mensch entwickelte die Empathie. Damit konnte er den Blickkontakt nicht nur als Drohgebärde nutzen, es war die Geburt des Dialogs. Den Augenkontakt zum Senden plus Empfangen, Körpersprache und erste Sprache zum Austausch zu nutzen, war wohl der Start der Kultur von Beziehungen, deren Königsdisziplin die Partnerschaft darstellt. Das Highlight der Empathie bestand seitdem in den Spiegelneuronen. Womit man selbst nachempfinden konnte, was den anderen bewegt. Im schlichtesten Fall schneidet er sich in den Finger oder beißt in eine Zitrone. Für sein Gegenüber reicht der Anblick, um seine Gefühle reflexhaft nachzuempfinden – selbst ohne Ton.

Im Vergleich zu 4,4 Millionen Jahren erscheinen 100 Jahre geradezu winzig. Aber qualitativ waren die letzten 100 Jahre für die Emanzipation der Frau regelrecht revolutionär, und sie wurde nur noch getoppt durch die noch größere Revolution durch die Pille. Seit den 1960er-Jahren des letzten Jahrhunderts ermöglicht sie der Frau zum ersten Mal in der Menschheitsgeschichte, selbst zu bestimmen, ob und wann sie schwanger werden möchte. Selbstbestimmt. Nicht mehr lebenslanges Opfer der Triade Mann, Natur, Gesellschaft.

Und seitdem haben wir Probleme mit der Partnerschaft auf eine neue Art: Die Rollen der Geschlechter sind ausgehebelt, wir brauchen in meinen Augen neue Definitionen und Beschreibungen und als Folge neue Muster für die Partnerschaft.

Fallbeispiel: Du verstehst mich einfach nicht

Ein noch ziemlich junges Paar: Er hat gerade kurze Pause, zwischen den Meetings sich auf das nächste vorzubereiten. Telepathisch oder zufällig wählt sie seine Handy-Nummer. »O.K., was gibt's ?«, fragt er in einem etwas knappen, sachlichen Ton, wie es eben in seinen Meetings so üblich ist. »Oh, nichts mein Schatz, ich wollte nur deine Stimme hören.« »O.K.«, sagt er jetzt leicht genervt, aber bemüht, einigermaßen freundlich zu bleiben, »jetzt hast du sie gehört.« –»Was bist du denn so komisch?«, fragt sie. »Ich bin überhaupt nicht komisch, ich muss jetzt nur weiterarbeiten – O.K.?«

Als er heimkommt, findet er eine ziemlich frostige und vollkommen unverstandene Frau vor, die stundenlang darüber nachgedacht hat, ob das mit ihrer Beziehung auf Dauer gutgehen kann. Wenn er sich schon darüber aufregt, dass sie ihn anruft, weil sie seine Stimme hören will. Natürlich nachdem sie lange mit ihrer Mutter und ihrer Freundin darüber gesprochen hatte. Wo sie ziemlich stark darin bekräftigt wurde, ihn doch zu verstehen, ihm aber auch zu verstehen zu geben, dass man mit ihr so nicht umgehen könne …

Bevor wir zu den Rollenbildern kommen, eine kurze Anmerkung zum viel diskutierten Unterschied zwischen Mann und Frau. Jeder kennt die zahlreichen Geschlechter-Klischees wie: Die Frau kann nicht einparken, der Mann fragt nicht nach dem Weg. Die Frau kauft Schuhe, der Mann Elektronik. Sie liest Romane, er Gebrauchsanweisungen. Sie freut sich über Biografien, er über Fakten. Beim Krimi treffen sie sich.

Wissenschaftliche Untersuchungen beschäftigen sich immer wieder mit solchen Klischees und bestätigen sie teilweise auch. Dass etwa die Interessen und Gesprächsstile von Mann und Frau differieren, belegt die Studie »Typisch Frau, Typisch Mann? Kommunikationsstile zwischen Klischee und Wirklichkeit«, die das Allensbacher Institut für Demoskopie im Auftrag von Jacobs im Jahr 2011 erstellt hat. So reden zum Beispiel 65 Prozent der befragten Männer am liebsten über Sport, 75 Prozent der Frauen am liebsten über Neuigkeiten aus dem Freundes- und Bekanntenkreis (zitiert nach www.gespraechskultur-in-deutschland.de).

Zahlreiche Untersuchungen belegen aber auch: Frauen sind innerhalb der Gruppe der Frauen unterschiedlicher, als sich Männer und Frauen voneinander unterscheiden. Männer sind innerhalb der Gruppe der Männer unterschiedlicher, als Frauen und Männer sich unterscheiden. Das bedeutet, dass ein androgyner Mann, also ein Mann, der auch reichlich weibliche Anteile besitzt und diese auch lebt, einer androgynen Frau, also einer Frau, die reichlich männliche Anteile besitzt und auch lebt, sehr ähnlich ist. Dieser androgyne Mann ist aber in puncto Ähnlichkeit sehr weit entfernt von einem sehr virilen Mann mit nur minimalst gelebten weiblichen Anteilen. Die beiden verschiedenartigen Männer kennen sich gar nicht, ja begegnen sich nicht einmal auf dieser Erde. Weil sie innerlich und äußerlich in verschiedenen Welten leben. Ebenso geht es den androgynen gegenüber den betont weiblichen Frauen. Auch die haben sich nichts zu sagen, also sehen sie die andere gar nicht.

»Zwei Seelen wohnen ach in meiner Brust«, erkannte Dr.

Faust. Die moderne Hirnforschung nennt es »Hemisphärendominanz«, womit sie dasselbe ausdrücken will: Unser Gehirn, Steuerzentrale der Persönlichkeit, besteht aus einer linken und einer rechten Hälfte, Hemisphären genannt. In der linken Hemisphäre sitzen die eher »männlichen« Eigenschaften (zum Beispiel räumliches Vorstellungsvermögen oder logisches Denken), wie sie für die Tätigkeit eines Ingenieurs, Architekten oder Piloten nötig sind. In der rechten Hemisphäre sind die eher »weiblichen« Fähigkeiten angesiedelt (zum Beispiel soziale Kommunikation, assoziatives Denken oder Farbgefühl), wie es die Innenarchitektin, Malerin oder Hebamme braucht.

Da jeder Mensch zwei Hirnhälften besitzt, stecken in ihm auch beide Fähigkeiten. Bei einer Frau sind die weiblichen Eigenschaften meist ausgeprägter als die männlichen; beim Mann umgekehrt. Aber wie es maskuline Männer und feminine Frauen gibt, gibt es natürlich auch feminine Männer und maskuline Frauen, wie oben bereits ausgeführt. Das hat weniger mit dem Geschlecht und oft auch wenig mit dem geschlechtstypischen Erscheinungsbild zu tun, sondern mehr mit dem Geschlecht der Seele, der unbewussten Geschlechts-Identität. Man kann nach außen hin sehr männlich wirken, aber in der Seele ein Softi sein. Eine Frau mag sehr weiblich erscheinen, aber in der Seele ein männlicher Karrieretyp sein.

Wenn wir also von »der Frau« oder »dem Mann« sprechen, dann ist das eine grobe Vereinfachung.

Vom Reagieren zum Agieren

War Partnerschaft früher einfacher? Paare waren in früheren Generationen generell auf Reagieren ausgerichtet: die Existenz sichern und die Kinder durchbringen – die Aufgaben wurden einem gestellt, man konnte sie sich nicht aussuchen. Hinzu kam der gemeinsame Außenfeind: Naturgewalten, Hunger, Finanzprobleme, Kriege … – so war das Programmpaket klar: Man musste versuchen, zusammen zu überleben. Und aus der Sozialpsychologie wissen wir: Gemeinsame Angst verbindet.
Andererseits gab es zahlreiche Zwänge, die einem die Gesellschaft auferlegte. Eltern, Dorfgemeinschaft, Kirche, die gesellschaftliche Schicht, der man angehörte – dieses alles bestimmte die Spielregeln, nach denen Paare zu leben hatten. Das fing bei der Partnerwahl an: Die wenigsten Menschen konnten frei entscheiden, wann und wen sie heiraten wollten. Und eine Scheidung galt als unmöglich, als Schande.
Auch die ökonomischen Zwänge waren andere, die Frau war sehr viel stärker von ihrem Mann, dem Ernährer der Familie, abhängig. Viele erinnern sich daran nicht mehr: Wer vor 1957 eine Sekretärin einstellen wollte, war als Arbeitgeber gesetzlich gehalten, eine schriftliche Erlaubnis des Ehemannes einzuholen. Heute hat sich die finanzielle Abhängigkeit der Frau erledigt.
Umgekehrt war der Mann auch in einer gewissen Weise »versorgungsabhängig« – er konnte nicht kochen, waschen, putzen. Ohne Frau wäre er in die Vernachlässigung geraten. Insofern: Die Rollenverteilung war klar und man »brauchte« einander existentiell.
Und heute? Seit 1945 haben wir keinen Krieg mehr und keinen

Hunger. Uns bedrohen weder gefährliche Tiere noch Räuberbanden, und von Naturkatastrophen bleiben wir in Deutschland weitgehend verschont. Heute geht es den meisten Menschen wirtschaftlich so gut, dass keine Not herrscht, die zwei nur gemeinsam stemmen könnten. Im Zeitalter von Convenience, Pizza-Service und anderen Dienstleistungen rund um die Uhr belegen Millionen Frauen und Männer die Möglichkeit, als Single und/oder Alleinerziehende/r gut zu leben.

Die Frau hat den Mann »abgehängt«

Heute befinden wir uns an einem evolutionären Wendepunkt. Die Ziele der Evolution sind dabei immer drei: Selbsterhalt, Gruppenerhalt und Reproduktion. So gesehen wünscht sich heute die Evolution Fähigkeiten vom Menschen, die typisch weiblich sind. Und die Frauen, jahrtausendelang in diesen ihren Fähigkeiten nicht adäquat gefördert und anerkannt, haben nun ihre Chance, sie unter Beweis zu stellen.

Typisch weiblich sind die Soft Skills, die Fähigkeit zu kommunizieren, die emotionale Intelligenz, das Netzwerkdenken oder auch das Multitasking. Letzteres ist wissenschaftlich umstritten, aber faktisch kann eine Frau vieles gleichzeitig machen, zum Beispiel die Mahlzeit für alle zubereiten, während sie das Baby im Tragetuch schaukelt und ihren Größeren nebenbei noch bei den Hausaufgaben hilft.

Frauen machen heute im Schnitt ein besseres Abitur als Männer und liefern bessere Uni-Leistungen ab. Sie führen im Beruf besser. Sie legen ihr Geld sicherer an und erwirtschaften höhere Aktien-Renditen. Sie sind nachweislich seltener kriminell und haben weniger Unfälle (Lubbadah 2010). Aber nicht nur das: Frauen sind offenbar auch überlebensfähiger. Nicht nur, weil sie eher zum Arzt gehen.

Beispiel

Ein Bündel vergilbter Aufzeichnungen aus dem vorletzten Jahrhundert, die dem Anthropologen Donald Grayson von der Universität Washington in die Hände fiel, barg eine so spannende wie erkenntnisreiche Geschichte: Man schrieb das Jahr 1846. 87 Pioniere befanden sich auf dem Weg nach Westen, als sie in den kalifornischen Bergen vom Schnee eingeschlossen wurden. Der Winter war sehr hart. Nachdem die Vorräte aufgezehrt waren, blieb der Gruppe nichts anderes übrig, als ihre kostbaren Tiere zu schlachten. Als kein einziges Tier mehr übrig war, aßen sie das Fleisch der inzwischen Verstorbenen. Beinahe jeder zweite, nämlich 40 von 87, überlebte nicht, es waren die Ältesten und die Jüngsten.

Auffallend ist die Geschlechtsverteilung. Denn von den 52 männlichen Angehörigen der Gruppe starben 30, das sind 56,6 Prozent. Von den 33 Frauen starben nur 10, das sind 29,4 Prozent. Relativ gesehen starben beinahe doppelt so viele Männer wie Frauen. Grundsätzlich haben Frauen in solchen Situationen einen biologischen Überlebensvorteil, weil ihre Körpertemperatur nicht so schnell absinkt wie die des Mannes. Die Tagebuchaufzeichnungen belegen zusätzlich, dass Frauen mit solchen Extremsituationen offenbar besser umgehen können. Sie besitzen eine erfolgsorientiertere Energie-Ökonomie, die ihnen ermöglicht und bestätigt, in überlebensentscheidenden Situationen das stärkere Geschlecht zu sein.

Heute wird diese Erkenntnis, dass Frauen in Krisensituationen besser zusammenhalten, weltweit genutzt und von mir mit dem Begriff »female connection« bezeichnet. Frauen wenden sich an Frauen, wenn sie etwas brauchen und es problemlos bekommen wollen. Aus Italien erreicht uns die Information, dass die Frauenbewegung ein neues Wort kreierte, das inzwischen viel diskutiert wird. Das Wort heißt »affidamento«. Es bedeutet Vertrauen, sich verlassen. Und zwar, sich auf die Frauen verlassen.
Die Emanzipation greift. Deutschland hat mit Angela Merkel erstmals eine Kanzlerin bekommen. Die weibliche Machtübernahme in der Politik wird von Frauen wie Ursula von der Leyen, Kristina Schröder und anderen systematisch weitergeführt. Die Frauenquote hat in der Politik Einzug gehalten, wird im Hinblick auf hohe Wirtschaftspositionen diskutiert.
Doch die Emanzipation hat die etwas einseitige Folge, dass die Frauen nicht nur aufgeholt haben – sie haben die Männer regelrecht überholt. Das Phänomen, dass Frauen heute umworben werden, findet vielfach Bestätigung, in der Politik wie in der Wirtschaft. So sind sowohl Staat als auch Wirtschaft daran interessiert, Frauen verstärkt in die Arbeitswelt zu bringen. Nicht nur wollen Industrie und Dienstleistungsunternehmen mehr weibliche Arbeitskräfte. Mit dem »Nationalen Pakt für Frauen in MINT-Berufen« bemüht sich die Bundesregierung beispielsweise darum, Mädchen für technische und naturwis-

senschaftliche Berufe zu begeistern, um dem Fachkräftemangel zu begegnen.
Und der Mann?

Der Mann als Sorgenkind des 21. Jahrhunderts

Der Trendforscher Eike Wenzel vom Zukunftsinstitut in Kelkheim bei Frankfurt/Main stellt fest: Die »Männer sind quasi die sozialpsychologische Problemzone des 21. Jahrhunderts.« Zum einen ist das männliche Rollenverständnis im Umbruch. Die Verunsicherung ist groß. »Was Männer sollen und dürfen, ist zunehmend weniger eindeutig zu sagen«, resümiert Holger Brandes, Männerforscher an der Evangelischen Hochschule für Soziale Arbeit in Dresden (Welt 19.06.2011).
Rekapitulieren wir noch einmal: Früher war das Leben eindeutig gefährlicher. Naturkräfte wie Wetter oder wilde Tiere haben die Menschen ebenso bedroht wie feindliche Stämme. Es war in erster Linie der Mann, der hier gefordert war: Er hatte die physischen wie psychischen Voraussetzungen, genügend Kraft und Ausdauer aber auch Mut und Aggressionspotenzial, um zu kämpfen. Im Krieg oder beim Roden eines Waldes, beim Aufbegehren widerspenstiger Halbwüchsiger, gegen die Fluten des Hochwassers oder wenn auf dem Bauernhof der Stier ausgebrochen war. Typisch männliche Verhaltensweisen und Fähigkeiten waren überlebenswichtig, wie Hartnäckigkeit, Kampflust, Konkurrenzkampf, Machtstreben, Dominanz und anderes mehr. Sie sind heute weitgehend obsolet. Der Mann kann, ja darf kein Mann mehr sein.

Beispiel

Noch zu meiner Jugendzeit in Partenkirchen war es Usus, dass sich die jungen Bauern und Handwerker am Freitagabend im Wirtshaus trafen und anschließend rauften. Ebenso lieferten sich die Eishockeymannschaften nach dem Spiel eine Rauferei, kamen sie nun aus Füssen oder aus Kanada zum SC Riessersee ins Garmischer Eisstadion. Das war damals einfach »normal«.

Heute wollen die Männer auch nicht mehr kämpfen. Sie trauen sich nicht oder wissen nicht wie, im Zeitalter der virtuellen Abstraktion, der politischen Correctness, der Gewaltverachtung. Aufgewachsen mit überwiegend weiblichen Betreuern, Babysitterinnen, mit Kindergärtnerinnen, Erzieherinnen, Grundschullehrerinnen, sind sie zahm geworden. So toben sie ihre wilden Fantasien im Sport aus oder auf dem Computer-Bildschirm, mit Gadgets oder verbal am Stammtisch. Was aber macht der Mann heute, wenn er sich abreagieren möchte, wenn er abschalten möchte, wenn er sich definieren möchte oder aufhören zu denken, umschalten von Business auf privat? Er kämpft gegen sich selbst. Er geht ins Fitness-Center und quält seinen Körper. Oder er spielt auf dem Golfplatz gegen sich selbst. Wobei aber nur, wie mir Golfclubbetreiber berichten, etwa fünf Prozent glücklich nach Hause gehen, weil sie mit ihren Spielleistungen zufrieden waren oder sich übertroffen haben. Der Rest geht frustriert nach Hause. Es ist ja nicht nur das Gym oder das Golfen, man sieht sie auch am Wochenende allerorten, die Jogger, Nordic Walker, die Rennradfahrer oder Mountainbiker: Besieg dich selbst, dann kannst du alles erreichen. Nur, wo ist die Grenze? Wo ist das Ziel? Wann ist man wirklich gut? Wenn man den New-York-Marathon mitgemacht hat? Sicher, eine gewaltige Leistung. Aber es macht die wenigsten glücklich. Die innere Stimme meint, es hätte noch ein bisschen besser gehen können. Oder nächstes Mal wird es noch besser werden. Da fehlen Beifall und Anerkennung, da fehlen Pokal und Triumpf, das Sieger-Foto mit dem Bewusstsein, einen starken Spiel-Gegner besiegt zu haben.

Werfen wir einen Blick in die Spielzeugwelt. Entwicklungspsychologisch gesehen kann man im folgenden Beispiel eine jahrzehntelange frühkindliche Programmierung zur neuen weiblichen Erfolgsrolle »anything goes« sehen. Fatal ist allerdings, welche Rolle dem Mann dabei zugeschrieben wird.

Beispiel

Schon die ganz kleinen Mädchen wachsen weltweit auf mit einer Puppe, die in ganz besonderer Weise ein klischeehaftes Rollenbild vermittelt: die Barbie-Puppe. Sie »spielt« den Kindern ihr zukünftiges Leben modellhaft vor: Outfits für 126 Berufe liegen parat. So war Barbie z. B. 1965 Astronautin, 1984 Geschäftsführerin, 1992 gar »Präsidentschaftskandidatin«, aber auch Computerspezialistin und vieles mehr. Ein »dress for success« war im Frauenfußballjahr 2011 das Fußball-Trikot: Barbie als Fußballprofi für die Weltmeisterschaft der Frauen.

Natürlich will Barbie mit den vielen Möglichkeiten nicht allein bleiben. Den zukünftigen Erfolgsfrauen wird also Barbies Mann Ken präsentiert – mit einer pikanten Rollenzuschreibung: Der Hersteller Mattel nennt ihn »Barbies bestes Accessoire«. Doch die Traumwelt geht noch weiter: Mattel lässt Ken jetzt auch sprechen. Und was sagt er? Genau das, was ihm das spielende Mädchen vorher ins Mikrophon gesagt hat.

Wo soll das hinführen, wenn für Millionen kleiner Mädchen der Mann lediglich ein nettes Accessoire ist? Der einfach brav nachplappert, was Prinzesschen ihm eingeflüstert hat? Ist das das Paradies auf Erden? Denn später wird das Mädchen größer und sucht sich einen Ken aus Fleisch und Blut. Und muss dann erkennen, dass sie gar nicht vorbereitet ist, den jungen Mann an ihrer Seite zu akzeptieren. Und schon beginnen die Konflikte, die mit der schmerzlichsten Strategie, die es beim Lernen gibt, aufgelöst werden müssen. Durch learning by doing: wenn man ins Wasser geworfen wird, ohne die Chance gehabt zu haben, einen Schwimmkurs zu absolvieren, wenn man aufs Pferd klettert, ohne vorher Reiten gelernt zu haben oder man aufs Fahrrad steigt, ohne gesagt bekommen zu haben, dass es auch Bremsen gibt.

Die Bedeutung des linken Ohres

Es gibt ein weiteres Phänomen, das viel über die Beziehung der Geschlechter aussagt: Wer den anderen über das linke Ohr erreicht, dominiert ihn. Worum geht es?
Betrachten wir einmal die (physische) Position der Geschlechter nebeneinander: Mütter tragen ihr Baby auf dem linken

Arm, damit das Baby den vom vorgeburtlichen Zustand vertrauten Herzton auch von außen als vertraut und beruhigend wahrnehmen kann. Folglich arbeitet die Frau mit dem freien rechten Arm, so dass die rechte Hand die stärkere, die »Tathand« wurde.

Alles gut. Auch die Männer entwickelten die rechte Hand zur stärkeren. Als sie dann Säbel trugen, entwickelte sich zur Kultur, dass die Frau rechts von ihm ging, denn links hing ja der Säbel, den er für den Kampf mit der rechten, stärkeren Hand aus der Scheide ziehen musste. Also Säbel links. Folglich ist die Frau rechts von ihm: auf der Promenade, im Bett, vor dem Traualtar, überall.

Nur nicht in den USA. Amerika hatte keinen Säbel, sondern den Revolver. Den zieht man mit rechts, direkt aus der Hüfte. Also Revolver-Holster rechts am Mann, und links von ihm geht seine Frau, auf der Promenade, im Bett, vor dem Traualtar, überall.

Man kann dieses Phänomen erleben, wenn man in Europa ein Hotel einer amerikanischen Kette bucht. Das Telefon am Doppelbett steht von der Liegeposition aus gesehen rechts, dort, wo in den USA der Mann schläft. Der meist links schlafende europäische Mann muss also über seine Partnerin hinweg zur anderen Seite des Bettes greifen, will er den Weckruf oder Service etc. nutzen.

Nur: Was besagt die Position der Geschlechter über die Machtverteilung? Wir wissen aus der wissenschaftlich empirischen Forschung: Will man jemanden emotional beeinflussen, spricht man ihm ins linke Ohr. Das linke Ohr transportiert die Botschaften direkt – diagonal – in die rechte Großhirnhälfte,

wo vorwiegend die Emotionen verarbeitet werden. Insofern ist der rechts befindliche Mensch, der laufend übers linke Ohr »bearbeitet« wird, dem Menschen links von ihm emotional ausgeliefert. Sozusagen via Suggestionen in einer Art emotionaler Dauertrance. Auch wenn es beiden nicht bewusst ist.
Allerdings gibt es hier noch zwei Geschlechtsunterschiede: Männer verarbeiten Emotionen überwiegend mit der rechten Hirnhälfte (linkes Ohr), Frauen verarbeiten Emotionen auch mit beiden Hirnhälften. Und: Der Balken (corpus callosum), der beide Großhirnhemisphären verbindet, scheint nach Meinung vieler anerkannter Forscher bei der Frau deutlich stärker zu sein als beim Mann, also denkt und empfindet sie sowieso ganzheitlicher, holistischer.
Das war in Europa auch stets gut so: Die in vielen Lebensbereichen stärkere Frau wurde emotional vom Mann über ihr linkes Ohr »geführt« und konnte ihre Multitalente für die Partnerschaft, für die Familie und für das Gemeinwohl einsetzen.
Die Umpositionierung in den USA jedoch hat Folgen: Sie machte aus der Frau eine nicht trainierte Führerin, aus dem Mann eine emotional und sexuell gesteuerte Marionette, die sich in Spielen, Kriegen und Wirtschaftskriegen austoben muss. Nun gelten viele Männer ja schlechthin als emotionale Analphabeten – bis hin zur Alexithymie, der Gefühlsblindheit, die in unserem Wirtschaftsleben, in IT-Branchen, im Ingenieurwesen etc. gar nicht so selten ist.

Der desaströse Einfluss aus Amerika

Durch Hollywood wurden diese verzerrten Geschlechterverhältnisse und der einseitige Umgang zwischen Mann und Frau über die gesamte Welt verstreut, auch in unseren Kulturkreis hinein. In den Frauen-Magazinen wie Cosmopolitan, Glamour oder Vogue wird dieser Stil aufgegriffen.

Ich gehe so weit, dies als mediale Gehirnwäsche zu bezeichnen, eine »McDonaldisierung« der westlichen Welt. In Europa laufen jeden Tag und jeden Abend TV-Sendungen aus den USA, Krimis, Soaps wie »Al Bundy«, Serien wie »Sex and the City«. Nun, es ist ja auch lustig, wenn Mr. Bean sich wieder einmal wie ein Dummkopf benommen hat und Al Bundy auf die Welt oder die List seiner Frau hereingefallen ist. Aber wenn Internet-Seiten mit gezielter Männer-Demontage in die Welt geschickt werden mit dem einzigen Tenor: Frau gut, Mann schlecht, dann stört dieses in meinen Augen ein souveränes Geschlechterverhältnis.

Der Tenor ist immer derselbe: Hier die starke, unabhängige Frau – dort der trottelige Mann. Das hat natürlich Auswirkungen auf das Bild der Geschlechter in der Gesellschaft.

Eine Folge davon ist: Wenn es darum geht, entspannt leben zu wollen, treffen sich Männer mit Freunden und bleiben unter sich. Zu Aktivitäten, Kampf, Sport, Abenteuer. Oder sie gehen ins Internet, zum Spielen oder zum problemlosen Fantasie-Sex mit einer virtuellen Partnerin.

Die Krise vieler Männer

Die Frau hat den Mann in puncto Emanzipation abgehängt. Der Mann hat sich darum nicht gekümmert. Ein vielfach zitiertes Bonmot von Altkanzler Schröder zum Thema Erziehung und Familie gilt als Gipfel dieser männlichen Arroganz, als er abwertend meinte »Frauen und all das andere Gedöns«. Das war 1998. Inzwischen haben die Frauen viel Macht übernommen und viele Männer mit Identitätsproblemen zurückgelassen. Das beginnt in Kindergarten und Grundschule, wo männliche Vorbilder fehlen und die natürliche Aktivität von Jungs vielfach pathologisiert wird. Eine amerikanische Philosophin lieferte dafür ein plastisches Bild, als sie meinte: »Wenn Tom Sawyer und Huckleberry Finn heute leben würden, würde man bei ihnen ein Aufmerksamkeitsdefizit-Syndrom diagnostizieren und sie mit Ritalin ruhig stellen« (Sommers 2000). Die kollektive Verunsicherung junger Männer in Deutschland zeigt sich unter anderem darin, dass die Hälfte der 25-Jährigen noch zuhause wohnt, bei den über 30-Jährigen noch 14 Prozent im »Hotel Mama«, schreibt der Männerforscher Hollstein (Franz/Karger 2011). Professor Hollstein lenkt einen Blick auf die akademische Forschung, wo als Pendant zu 200 Lehrstühlen für Frauenforschung die Anzahl der Lehrstühle für Männerforschung tatsächlich Null beträgt. Es fehlt das Gegengewicht. In puncto Forschung, Emanzipation, bewusste intellektuelle und öffentliche Diskussion über die neue Rolle des Mannes. Bei der aktuellen Misandrie und »Verlächerlichung« (Hollstein 2011) des Mannes kann es nicht bleiben. Auch Frauen haben Freude an der gesunden, starken männlichen Persönlichkeit, nicht nur ihre Kinder. Somit könnten alle gewinnen, wenn wir aus der einseitigen Sichtweise entkommen, dass es heißt: »Heute ist es für jedermann in Ordnung, sich über Männer lustig zu machen, jedenfalls über weiße, bürgerliche Männer, aber nicht über Frauen oder Schwarze« (Nathansen/Young 2001). »Sukzessive wird die entwertende Darstellung des Mannes habituell. Nicht zuletzt die Medien transportieren die Abwertung der Männlichkeit, 2007 werben die ›Cosmos Direkt Versicherungen‹ im deutschen Fernsehen mit folgendem Spot für ihre Lebensversicherung: Vater und Mutter sitzen auf dem Sofa, auf dem Teppich spielt ein kleines Mädchen, das – wohlgemerkt immer in der Anwesenheit des Vaters – zu seiner Mutter sagt: ›Du Mama, wenn Papa tot ist, kaufe ich mir einen Ponyhof‹. Die Mutter entgegnet: ›Moment. Wenn Papa weg ist, kauf ich mir erstmal 'ne Finca auf Mallorca.‹ … Im gleichen Jahr inszeniert die ARD im Vorabendprogramm eine neue Serie ›Eine für alle. Frauen sind einfach besser‹, in der Männer als Versager und Intriganten präsentiert werden! Noch herber sind die Zuschreibungen in den jeweiligen Vorschauen, wo Männer als Verkehrshindernisse oder Schweine erscheinen« (Hollstein 2011).

Ein weiteres Beispiel aus der deutschen Werbung

In einer deutschen Werbung für eine Telefonauskunft fragt eine Frau: »Wie merke ich mir die 11 88 0?« Nachdem sie die Eselsbrücken für die 11 und für die 88 erklärt hat, sagt sie: »Und die Null: Die habe ich vor ein paar Jahren geheiratet.«

Man mag darüber lachen, ähnlich wie beim weiblichen Pendant »Da werden Sie geholfen«. Aber die Wirkung solcher Botschaften auf das Unterbewusstsein ist nicht zu unterschätzen. Gravierender noch ist die suggestive Botschaft für das Unterbewusstsein unserer Kinder, Jugendlichen und jungen Erwachsenen. Bei beiden Geschlechtern kommt an: Der Mann darf als Trottel bloßgestellt werden und die Frau als oberflächlich und dumm.

Eine beeindruckende wissenschaftlich belegte Erkenntnis aus der angewandten Psychologie als deutlicher Hinweis für die Schlichtheit von uns Menschen sollte uns in diesem Zusammenhang nachdenklich machen: Der Mensch funktioniert in puncto Meinungsbildung nach einem extrem schlichten Prinzip: Je häufiger etwas gesagt wird, umso eher wird es geglaubt (Mai/Rettig 2011). Wenn der Boxer Muhammad Ali behauptet, er sei der Größte, wird die Welt irgendwann zu Ali assoziieren: »Ah, ja, Muhammad Ali, der Größte.« Und so arbeitet die PR-Maschinerie: Dass Haschisch böse ist, Spinat viel Eisen enthält, Blondinen dumm seien und Light-Produkte schlank machen.

Vor diesem Hintergrund ist auch der Satz, der in den 1980er-Jahren jedem Band der Reihe »rororo-Mann« als Motto vorausging, durchaus kritisch zu sehen: »Der Mann ist sozial und sexuell ein Idiot« (z. B. Goldberg 1987). Er spiegelte die Hinterfragung des aktuellen Männerbildes, die auch von einer profeministischen Männerbewegung unterstützt wurde. Es gab keinen Aufschrei und keinen Protest. Es wurde von Millionen Männern einfach so hingenommen.

Es geht bis in die Parteiprogramme hinein, wenn beispielsweise im Parteiprogramm der SPD zu finden ist: »Wer die menschliche Gesellschaft will, muss die männliche überwinden« (Kuhla 2011).

Da gibt es tatsächlich Parteitreffen (der Grünen), wo die Männer des Saales verwiesen werden, wenn die Frauen frauenfreundliche Ergebnisse abstimmen wollen. Und was machen die grünen Männer? Sie verlassen den Saal (Ehrenstein 2009). Das durch die Medien die ganze Welt infizierende einseitige, männerfeindliche Frauenbild aus den USA hat noch andere Facetten: Die amerikanische Frau hat panische Angst vor Hautkrebs. Also geht sie nicht in die Sonne. Somit kann ihr Körper kein Vitamin D produzieren. Das ist nur einer von mehreren Gründen für ihre Depressionen. Nun sind Depressionen mit partnerschaftzerstörenden Folgen bei amerikanischen Frauen inzwischen so normal, dass es sogar Bücher mit dem Titel »Die Prozak-Gesellschaft« gibt. Prozak, eines der wirksamsten Antidepressiva und in Deutschland unter dem Namen Fluktin vertrieben, wird in den USA täglich von über fünf Millionen Frauen eingenommen.
Neue Studien zeigen, dass auch die übertriebene Körperhygiene Depressionen erzeugen kann. Bakterien können Menschen glücklich machen, via Serotonin. Aber natürlich nicht, wenn man sie nicht lässt: Wenn die amerikanische Frau sich ihre Körperhaare abrasiert und ihren gesamten Körper mit Chemie einreibt, hat kein Bakterium mehr eine Chance. Die übertriebene Hygiene im Kindesalter macht es dem Immunsystem bekanntermaßen unmöglich, die Abwehr von Keimen zu trainieren. So treten Asthma, Allergien und Depressionen im Er-

wachsenenalter häufiger auf (Biermann 2011). Und dass eine Depression eine Partnerschaft enorm belastet, ist hinlänglich erwiesen.

Ein Umdenken beginnt

Die oben beschriebenen Entwicklungen, bei denen der Mann auf der Strecke bleibt, konterkarieren die notwendige Frauenbewegung, die das ganze letzte Jahrhundert aufgebaut und von Frauen wie Alice Schwarzer vorangetrieben wurde. Pille, Scheidungsrecht, Frauenquoten – das waren Schritte einer überfälligen Befreiung einengender Rollenbilder, Schritte zur Gleichberechtigung. Die Gleichberechtigung aber darf nicht übertrieben werden – sonst wäre es keine Gleichberechtigung mehr. Sonst wäre sie eine »positive Diskriminierung« der Frau auf Kosten des Mannes.

Immerhin tut sich etwas in unserer Gesellschaft. Eine neue Bewegung hat eingesetzt. Immer mehr Frauen wenden sich öffentlich gegen den einseitigen Feminismus. So bekannte sich die Frauenrechtlerin Anne Hoffmann (»Männerbeben«) 2010 im Fernsehen zur aktiven »Maskulinistin«. (»Maskulistin« wäre das korrekte Pendant zur »Feministin«, wie sie sich nach wie vor bezeichnet.) Ein kluger Ansatz. Denn mit einer einseitigen Frauenemanzipation, verbunden mit einem schwindenden Respekt dem Mann gegenüber, schießt die Frau ein Eigentor.

Im Juli 2011 erschien im Focus eine fulminante Doppelseite mit dem Titel »Stoppt endlich die Geschlechterapartheid«.

Und hier sind eben nicht die weltweit häufig auch zu Recht genannten Frauen gemeint, sondern in der westlichen ersten Welt: die Männer. »Die weibliche Dominanzkultur hat letztlich die Reduzierung, Domestizierung und Dressur des Mannes zum Ziel, genau gesagt: seine Entmündigung«, schreibt die Autorin Monika Ebeling. »Ein männerfeindliches Jahrhundert, welches den Mann als Kanonenfutter und Industriesklaven ausbeutete ... Die weibliche Kampfansage ›Mein Bauch gehört mir‹ hat den Mann entmachtet und seiner Potentiale beraubt. Nun darben unter der feministischen Flagge verelendete Männerseelen – und täglich kommen neue hinzu. Der staatlich subventionierte Geschlechterkampf der Scheidungskriege garantiert es.«
Ebeling war drei Jahre Gleichstellungsbeauftragte der Stadt Goslar, wurde aber dann entlassen, weil sie auch die Belange der Männer verfolgt hatte. »Wenn Gleichstellungsbeauftragte auf Benachteiligungen von Vätern nach Trennung und Scheidung aufmerksam machen«, schreibt sie, »ihrem eigenen Geschlecht gegenüber reflektiert und kritisch auftreten, wird das als ›Nestbeschmutzung‹ abgewürgt« (Ebeling 2011). Es geht ihr nicht nur um die erwachsenen Männer, sondern auch um die benachteiligten Jungen, die aktuellen Sorgenkinder unserer Gesellschaft, die Ehemänner und Väter unserer Zukunft, die Erzieher unserer Enkel: »Mütter, Schwestern, Tanten, Kusinen, Freundinnen oder Großmütter lässt es nicht kalt, ›ihre Jungen und Männer‹ leiden zu sehen. Die Bildungsmisere der Jungs ist Alltag in Haushalten und Familien. Generationen leiden unter dem Entzug des Umgangsrechts mit ihren Angehörigen, wenn diese systematisch und mit gerichtlicher

Unterstützung überwiegend den Vätern und ihren Familien entfremdet werden.« Doch nach der Klage kommt die Hoffnung – mit dem Vertrauen auf die Anständigkeit, auf eine angemessene Gerechtigkeit vor allem auch zum Wohl unserer Kinder: »Selbstbewusste Frauen wollen den dialogischen Schulterschluss mit dem männlichen Geschlecht. Sie suchen das Verbindende mehr als das Trennende« (Ebeling 2011).

»Dressur des Mannes«, wie Ebeling schreibt, das klingt nach Esther Vilar, einer Vorreiterin der Bewegung für mehr Gerechtigkeit in der Behandlung der Geschlechter. Mit ihrem Buch »Der dressierte Mann« hatte sie in den 1970ern unsere Gesellschaft aufgeklärt, dass etwas schiefläuft mit der einseitigen Frauen-Emanzipation. Ihr Buch wurde ein Bestseller. Die studierte Ärztin kämpfte engagiert in den Talkshows und konnte mit messerscharfen Argumenten überzeugen. Die Zeit war aber noch nicht reif. Man hat sie so lange schikaniert, bis sie in die Schweiz ausgewandert ist.

Ein stutenbissiger Kriegserfolg einiger militanter Feministinnen, die nicht gewählt worden waren und auch nicht für die Mehrzahl der Frauen sprachen, aber laut genug gewesen waren, die scheinbare Meinungsdominanz zu erschrei(b)en. Sie hatten Emanzipation nicht als Befreiung von Abhängigkeit verstanden, sondern fälschlicherweise als Gleichberechtigung – und offensichtlich darüber hinaus. Denn eines Tages war die Bewegung umgekippt in eine fatale Dominanz der Frauen gegenüber dem Mann.

Definition von »Emanzipation: Befreiung von Individuen oder Gruppen aus rechtlicher, politisch-sozialer, geistiger oder psychischer Abhängigkeit« (Brockhaus 2004).

Emanzipation ist nur so lange förderlich, solange sie nicht ideologisch betrieben wird. Ideologie zerstört. Ideologie macht aus Männern Kampfmaschinen (Israel), Selbstmordattentäter (Al Quaida), eiskalte Bosse, verbrecherische Hasardeure, die in der Politik (Afrika und anderswo), Wirtschaft (Monsanto in Indien u. a.) oder an der Börse (Murdoch) ihr kollektivschädigendes Unwesen treiben. Da bleibt kein Platz, das Weibliche im Mann zuzulassen.

Ideologie macht aus Frauen Emanzen, Kämpferinnen, Karrieristinnen, kalte Roboter. Da bleibt kein Platz, das Mädchenhafte sowie das Mütterliche in der Frau zuzulassen. Da fehlt das Mitgefühl für die Schwachen, die Sorge, das Soziale, das eine Kulturgesellschaft kennzeichnet. Ideologie fördert eine einseitige Rolle. Partnerschaftsfähigkeit aber beginnt bei der selbstgesteuerten Ganzheitlichkeit.

Die Lösung liegt in einer Kooperation auf Augenhöhe. Gekennzeichnet vom Respekt gegenüber der Andersartigkeit der Geschlechter.

Fallbeispiel: Die »Putzperle« als Streit-Auslöser

Die Klientin erzählt in der Therapie, sie habe etwas Ungeheuerliches erlebt: Ihr Mann saß lesend auf einem Sessel, während ihre Putzperle Aische den Raum auswischte. Als Aische in seine Nähe kam, nahm er ohne aufzusehen seine Beine hoch, woraufhin Aische auch an dieser Stelle den Boden putzte. Sobald sie fertig war, nahm er sie wieder herunter.

Als die Haushaltshilfe weg ist, wirft die Klientin ihrem Mann vor, sich ziemlich frauenverachtend verhalten zu haben. Sie beklagt seine Macho-Haltung, die er zwar nicht ihr gegenüber zeige, wohl aber gegenüber Aische. Er zeigt sich erstaunt, sieht in seinem Verhalten überhaupt kein Problem.

Ich enthalte mich einer Beurteilung und schlage vor, das Paar möge Aische fragen, wie sie den Vorgang empfunden hatte.

In der nächsten Sitzung werde ich aufgeklärt: Aische war sogar froh darüber, dass er ihr mit seinem Anheben der Beine hilfreich entgegenkam. Sonst hätte sie warten müssen, bis er gegangen war, um dann den Rest putzen zu können. Sie fand es einfach nur praktisch.

Die Klientin war erleichtert. Sie hatte sich den Kopf zerbrochen über das Vorkommnis. Doch die Betroffene selbst sah es ohne jegliche symbolische Bedeutung.

2. HINTERGRÜNDE

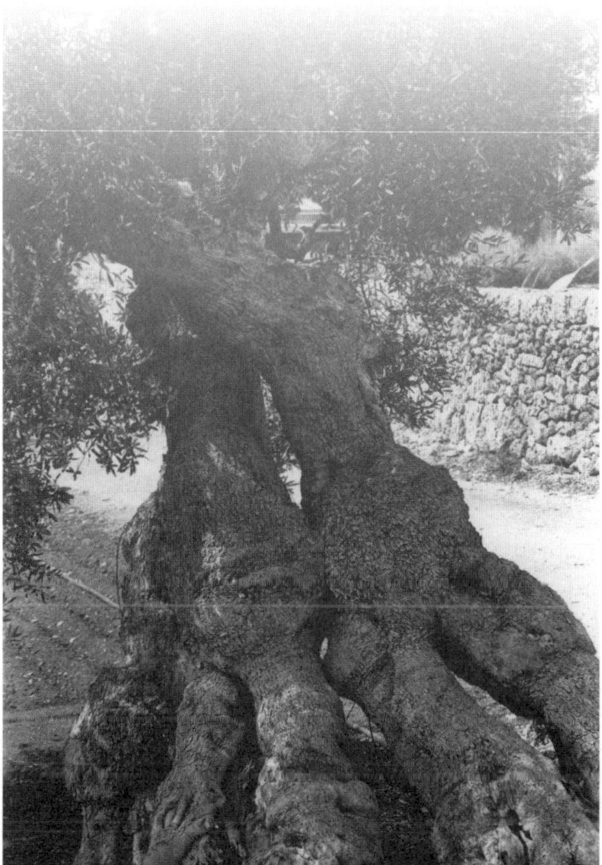

Wer macht etwas falsch?

Eigentlich wollen Mann und Frau ja das Gleiche: auf ihre Weise glücklich sein. Und beide wünschen sich dazu in der Regel eine glückliche Partnerschaft. Sie wollen Anerkennung und Liebe. Angekommen und angenommen sein, heimkommen. Sie suchen in der Partnerschaft eine Zuflucht, in der ihnen Verständnis entgegengebracht und ihnen zugehört wird, in der sie loslassen dürfen, geliebt und respektiert werden, mit all den Eigenheiten. Doch die Realität sieht oftmals anders aus. Viele Partner machen sich das Leben gegenseitig schwer.

Wer ist schuld daran? Die moderne, emanzipierte Frau oder der testosterongesteuerte Mann? Diese Fragen werden oft gestellt. Wohl deshalb, weil im Deutschen die beiden Begriffe Schuld und Verantwortung fatalerweise so verwandt gebraucht werden: Kaum initiiert jemand etwas und es geht schief, heißt es, er sei »schuld«. Dass da jemand Verantwortung übernommen hat, wird häufig ignoriert.

Kommen wir zu den Ursachen des verbreiteten Partnerschafts-Desasters. Niemand, weder Mann noch Frau, macht etwas falsch. Es ist in meinen Augen das System. Wie jedes System besteht auch dieses, das die Partnerschaft steuert, aus komplexen Einflussgrößen.

Was an der Partnerschaft zerrt

Stress von außen

Partnerschaftsstress entsteht häufig durch äußere Faktoren: Mangels Alternativen wird der Stress zuhause bzw. in der Partnerschaft entladen.

Stress und Frustration stammen beispielsweise von Geldsorgen, von ungerechter Behandlung, Beschränkungen, Druck am Arbeitsplatz, Hektik, Zeitnot, unangenehmen Anforderungen, Staus, schlechtem Wetter, Lärm und all den anderen Einflüssen, denen der Mensch in unserer Zeit ausgesetzt ist. Das alles ist Gift für eine Partnerschaft, weil der Partner häufig als Sündenbock herhalten muss, als Amboss für die Vorwürfe dient, die man eigentlich an sich selbst oder an die Umstände richten sollte.

Aus der Frustration wird Stress, dieser erzeugt wiederum Aggression. »Der Mensch ist geladen«, sagt der Volksmund. Aggression wird selten in kreativer Weise entladen oder in gesunde Wut umgemünzt, womit sich dann etwas bewegen ließe. So etwa die Veränderung der Verhältnisse, um die Frustrations-Quellen zu reduzieren, wie z. B. eine Weiterbildung oder der Wechsel des Jobs, mit dem man nicht mehr zufrieden ist. Doch etwas anderes passiert: Die Aggression kippt um in Aggressivität. Wutausbrüche bei ihm, »Nach-Innen-Klappen« bei ihr, mit Weinen, körperlicher Selbstbestrafung, Depressionen, aber auch in Form von Gewalt gegen ihn. »Es läuft nicht so gut bei uns«, höre ich dann in der Paarberatung. Als ob

es ein aktives Es gäbe, dem beide ausgeliefert sind. Doch die Partner gestalten ja ihre Beziehung selbst.
Hier ist Deeskalieren angesagt. Der Generalschlüssel dazu ist die offene Kommunikation. Wo eine offene Gesprächskultur existiert, wird sich weder lähmende Passivität noch schwelende Aggression einschleichen können. Wichtig dabei ist es, Gefühle auszusprechen, den Partner ausreden zu lassen, zuzuhören, nachzufühlen, nachzudenken, zu antworten. Bei der Therapie ist es wichtig, die Ursache des Stresses zu erkennen. Hat er äußere oder innere Ursachen? Innerer Stress kann beispielsweise entstehen, wenn man seinen eigenen Ansprüchen nicht genügt oder es persönlich nimmt, wenn etwas nicht gelingt.

Fallbeispiel: Abstand gewinnen von der Arbeit

Es ist ein Abend wie jeder andere. Samuel kommt von der Arbeit nach Hause. Der Job belastet ihn, sein Kopf wird nicht frei, er spürt den Stress im ganzen Körper. Den ganzen Tag Hektik. Den ganzen Tag diese Ungerechtigkeiten, diese miesen Spiele der Kollegen und Kunden. Und dauernd das Gefühl, dass der Job nicht sicher ist, dass man sich keine Beschwerde über die laufende Zunahme des Arbeitspensums leisten kann. Weil man dann womöglich als nicht belastbar gilt und gehen kann, in eine ungewisse Zukunft. Das Haus ist noch nicht abbezahlt. Die Kinder kosten Geld … Die Kinder – wie gerne sieht er sie abends noch, bevor sie schlafen gehen, wie gerne würde er ihnen eine Geschichte erzählen und von den Freuden und Sorgen ihres heutigen Tages hören.
Er schließt die Tür auf, und schlagartig ist der Traum vom herz-

lichen Vater-Kind-Verhältnis geplatzt. Die Kinder bestürmen ihn und wollen im Zeitraffer alles mitteilen, was sie den Tag über erlebt haben. Parallel dazu ruft ihm seine Frau zu, was heute alles passiert ist, fragt seine Meinung ab, möchte, dass er sie versteht und ihre Empfindungen teilt.

Er merkt, und das geht ihm eigentlich jeden Abend so, dass er gar nicht aufnahmefähig ist. Am liebsten würde er nur seine Wunden lecken. Er wünscht sich, ihm hörte jemand zu, würde ihn trösten, streicheln, für ihn da sein, ihn bewundern, belohnen für die ganze Tagesmühe. Bekommen, das ist es, was er jetzt will, oder in Ruhe gelassen werden, um zur Ruhe zu kommen. Stattdessen soll er geben: Doch er hat nichts zu geben. Er ist leer, ausgepowert, einfach gestresst und erschöpft.

Im Coaching besprechen Samuel und ich dieses Systemproblem, das sich so oft wiederholt. Indem er dann unwirsch und ungeduldig reagiert, sich verhält wie jemand, der er nie sein wollte: Dann redet er seine Kinder schroff an oder sagt immer wieder dasselbe: nicht jetzt! Die Kinder aber wollen genau jetzt, wo er endlich da ist, ein spürbares Interesse für ihre Belange erfahren, ersehnen sein Engagement in die Begleitung ihres jungen, neuen Lebenswegs. Es ist wichtig, dass sie sagen können: »Schau mal, was ich kann.« Dass jemand davon beeindruckt ist und verstärkt, vermittelt, dass man es gut gemacht hat und dass man geliebt wird.

Job - Partnerschaft - Ich-Bereich

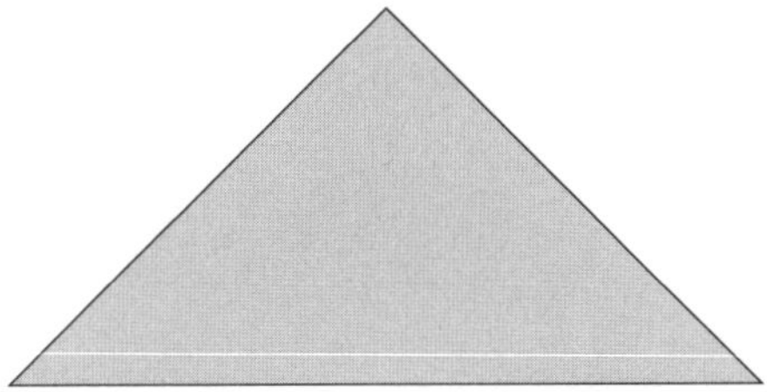

Wir beschließen eine neue Strategie, denn natürlich soll es so nicht weitergehen. Auf Anhieb bieten sich zwei Alternativen an: Die erste Variante nenne ich »Currywurstbuden-Strategie«: in Berlin sicher einfach machbar (in anderen Regionen entsprechend lokal zu adaptieren). Nach der Arbeit, und zwar bevor er nach Hause fährt, nimmt er noch einen Abstecher zur Currywurstbude. Dort trifft er einen interessanten Gesprächspartner, gönnt sich einen Happen und spricht einfach kurz über seinen Stress, über Fußball oder ein aktuelles Tagesereignis, was immer ihm gerade einfällt. Wenn er nun nach Hause kommt, weiß er durch diese Ablenkung, was ihn erwartet und freut sich, dass sich alle über sein Kommen freuen und ihm erzählen wollen, wie der Tag war. Nun hat er die Kraft, zu geben. Die zweite Variante ist, sich zuhause eine Auszeit zu gönnen. Anstatt sich gleich ins Familienleben zu stürzen, sucht man ein Zimmer auf, in dem man ungestört bleiben und zu sich kommen kann. Autogenes Training, Zeitung lesen, irgendein Ritual hilft, von der Arbeit abzuschalten. Duschen und sich legere Klamotten anzuziehen, vermittelt dem Unterbewusstsein das deutliche Signal: Jetzt bist du privat, dein eigener Herr. Bei den meisten Familien wird diese bewusste Work-Leisure-Balance nicht gelebt. Vielmehr ist jeder Abend von Spannungen geprägt, die sich bis in den Schlaf übertragen und sogar noch den nächsten Tag prägen. Der dann abends wieder genauso aussehen wird, wie bei dem Film »Und täglich grüßt das Murmeltier«.

Wenn Aggression zerstörerisch wird

Fallbeispiel: Frust entladen

Ein emotional nicht souverän aufgestellter Unternehmer kommt nach einer Geschäftsverhandlung in seine Firma zurück. Er war gescheitert. Das kommt auf der Welt täglich tausendfach vor. Was war in diesem Fall passiert? Die Gespräche mit dem seit Jahren größten Auftraggeber führten nicht zu der gewohnten und erwarteten Vertragsverlängerung. Man will etwas Neues, Ungewohntes, der jungen Truppe einer neuen Firma eine Chance geben. Wieder zurück in seiner Firma entlädt er sich. Im geschützten, vertrauten Rahmen, umgeben von abhängigen Beschäftigten, kippt seine Aggression um in Aggressivität, und alle bekommen auf ihre Weise seine Frustration zu spüren. Einige kennen sein cholerisches Verhalten in solchen Fällen bereits und sagen sich: Das geht vorüber. Andere haben deshalb schon gekündigt.

Als er mir diese Ausrutscher im Laufe eines Coaching-Gesprächs erzählt, bekennt er sich dazu, dass er dann abends, zuhause bei

seiner Frau, gleich weitermacht. Auch hier wird wie in der Firma der Frust von außen am unschuldigen Gegenüber aktiv und massiv destruktiv abgeladen.
Dank seiner Einsicht, Intelligenz und Motivation gelang es schrittweise, alternative, souveräne Selbstmanagementstrategien einzuüben, die es ihm erlaubten, auch emotionale Erdbeben so zu steuern, wie man es von einem erwachsenen Menschen erwarten möchte.

Jeder kennt das: Wenn man nicht kann, wie man will, wird man ärgerlich. Was passiert hier in unserem Inneren? Es beginnt meist mit einer Frustration: Das Gefühl, behindert, blockiert, ausgebremst zu werden, mobilisiert Energien. Die Folge: Unser biopsychologischer Autopilot, der nur zwei Aktionsrichtungen, nämlich Kampf oder Flucht kennt, wählt als erstes den Kampf als einen möglichen Weg, doch noch das Ziel zu erreichen.
Diese Energie-Mobilmachung in unserem Körper liefert nun das Potential für Aggressionen, zunächst in Form wertneutraler Energie. Man kann eine gesunde Wut entwickeln, und wenn es einem gelingt, dabei einen kühlen Kopf zu bewahren, kann man damit auch etwas bewegen: mit klugen Argumenten hartnäckig dranbleiben und überzeugen, oder ganz aktional einen Baum fällen, der einem immer schon die Sonne genommen hat, den Garten umgraben, Holz hacken, endlich Ordnung in der Garage oder im Keller schaffen. Oder eher abstrakt, einen Leserbrief schreiben, ein Klärungsgespräch führen oder eine Firma gründen.

Häufig sind diese Möglichkeiten, die Aggressions-Energie konstruktiv zu entladen, aber einfach nicht gegeben oder sie werden nicht gewählt. Folglich staut sich die Aggression an und kippt um in Aggressivität. Die Aggression beginnt, destruktiv zu werden. Aber die Wut muss schließlich raus. Wer bekommt sie ab? Das ist nun der entscheidende Punkt: der Partner oder die Kinder.

Experiment: Die Skinner-Box

Der amerikanische Psychologe Skinner, Mitbegründer der Verhaltenspsychologie, konnte diese Ereigniskette bei Tieren nachweisen. Er baute einen Käfig, in dem eine Taube mittels einer Taste die Zufuhr von Futterkügelchen selbst steuern konnte. Ziemlich rasch lernte die Taube, wenn sie Hunger hatte die Taste zu drücken und wurde für diese Leistung mit einem Futterkügelchen belohnt. Blockierte man allerdings die Zufuhr, zeigte die Taube zunehmend aggressives Verhalten. Zuerst drückte sie immer wieder auf die Taste, schließlich schlug sie mit ihrem Fuß auf die Taste ein – wie ein Mensch auf einen blockierten Automaten. Nach einer Weile vergeblichen Bemühens ließ die Taube von der Taste ab und hackte stattdessen auf eine andere im Käfig befindliche Taube ein. Als die zweite Taube gegen eine Holztaube ausgetauscht wurde, ging die aggressive Taube auf diese los.

In der Aggressionsforschung dient Skinners Beobachtung als Erklärungsmuster für aggressives Verhalten in massiven Streits, bei Gewalt in der Ehe bis hin zu Amokläufen.

Es gibt allerdings auch Menschen, die ihre destruktive Energie nicht gegen einen anderen richten (können). Da sie nicht wissen »wohin mit ihrer Aggression«, richten sie sie gegen sich selbst. Dies kann sich in verschiedenen Formen äußern, in Depressionen oder aktivem selbstzerstörerischen Verhalten, das von Selbstverletzungen bis hin zum Suizidversuch reicht.

Der Druck des Machbarkeitswahns

Die Menschen in der westlichen Welt sind an ein hohes professionelles Niveau gewöhnt, das beinahe alle Lebensbereiche durchzieht. Wo noch etwas fehlt, wird nachgebessert. Insbesondere seit sich in vielen Konzernen die Unsitte breitgemacht hat, dass statt philosophisch und psychologisch trainierter Unternehmer vorwiegend Controller die Maßstäbe setzen. Noch mehr Output, noch bessere Qualität sind durch Kostendruck und Angstkultur machbar, heißt die illusionäre Devise. Wenn es da nicht diese bestimmten Lebensbereiche gäbe, wo Machbarkeit nicht sofort realisierbar ist: z. B. wenn man mit Menschen zu tun hat (Mitarbeiter, Kunden). Wo es mal dialektisch, mal sogar paradox, doch auf alle Fälle organisch zugehen muss, damit das Gelingen als Ernte für vorausgegangenes Bemühen folgen kann.

Wer die Natur des Menschen respektvoll berücksichtigt, weiß, dass seine physische wie psychische Belastbarkeit begrenzt ist. Zum Bedienen unserer Energiefresser brauchen wir mindestens ebenso viele Energiequellen, um psychoenergetisch »im Plus« zu bleiben. Rutscht unser seelisches Energiehaushalts-

konto für längere Zeit ins Minus, treten über kurz oder lang Symptome auf.
Als Hilfeschrei des Unterbewusstseins erzeugt dieses entweder eine psychosomatische oder eine neurotische Symptomatik. Im heute verbreitet aus dem Ruder gelaufenen System Eltern-Kind-Beziehung oder im kollektiv durch Umbruch gekennzeichneten System Partnerschaft leiden häufig alle Beteiligten. Zuerst die Kinder, natürlich die beiden Partner, und – oft nicht bedacht – die Elternpaare, das nächste familiäre Umfeld und der Freundeskreis. Anfangs wird es beim betroffenen Paar spürbar an der verkümmerten oder geladenen Kommunikation, an der veränderten Stimmung, der Gereiztheit. Bis der Konflikt unübersehbar wird und wie ein ansteckendes Geschwür alle Beteiligten und das Umfeld befällt und vergiftet.

Alles muss perfekt sein

Schädlich für die Partnerschaft ist auch das Ideal der Perfektion, das in unserer Gesellschaft gilt. Alles muss perfekt sein: die Figur, die Nase, das Haus … und der Partner.
Nicht nur die Kosmetik-Werbung erzeugt Standards, die kaum ein normaler Mensch einhalten kann: Vor allem schöne Menschen sind Vorbilder, ob Popstar, Model oder Schauspieler. Wobei man weiß, dass es kaum noch ein Foto in der medialen Bilderflut gibt, das nicht bearbeitet ist. Operierte Promis verzerren die Wirklichkeit, sodass junge Mädchen heute weltweit mit sich und ihrem Aussehen unzufrieden sind. Diese Vor-

bilder sind für weniger stabile Persönlichkeiten schnell eine Quelle für Frustrationen.

Auch das Verinnerlichen des enormen Leistungsdrucks, der in unserer Gesellschaft herrscht, hat Folgen für die Partnerschaft; an den Partner werden derart hohe Ansprüche gestellt, die von einem einzigen Menschen kaum erfüllt werden können. Also bleiben viele lieber gleich allein oder führen Pseudo-Beziehungen in virtuellen Welten. Oder beide bleiben in ihrer bestehenden Beziehung und hadern täglich mit der miesen Qualität ihrer Partnerschaft, träumen von der Erlösung aus diesem Zustand durch die Zeit. Sie leben gemeinsam so »leidlich« vor sich hin.

Die Partnerschaft als Opfer der tyrannisierenden Multi-Optionalität

Gehen wir kurz zurück ins Mittelalter. Damals war der Mensch definiert durch seine Schichtzugehörigkeit, seinen (vererbten) Beruf, seinen privaten Status, seinen Geburtsort, seine Herkunfts-Familie etc. Die Jahrhunderte währende Aufklärung wirkt bis heute, dass man sich wehrte gegen Rollenvorschriften, die bis in die Anfänge des 20. Jahrhunderts reichten. Romane wie »Der Untertan« von Heinrich Mann oder Filme wie »Moderne Zeiten« von Charlie Chaplin zeigen noch Auswüchse. Dann begann das Zeitalter der großen Beziehungsfilme wie »Szenen einer Ehe« von Bergmann oder »Wer hat Angst vor Virginia Woolf?«.

Und heute? Heute ist der Mensch bei seinem Selbst angekommen, das er nicht kennt, das aber entscheiden soll, was er will. Natürlich hat alles auch seinen Preis. Aber das Nicht-wissen-was-man-will hat schließlich auch einen Preis: den Preis der Leere, der Sinnlosigkeit, der Orientierungslosigkeit, der Depression, des Schuldgefühls, seine Möglichkeiten zu vergeuden, der Scham, nicht mithalten zu können mit den glücklichen, erfolgreichen Menschen um einen herum oder auf den Bildschirmen. Unser Konsumwahn, das Torkeln durch »Zeit vertreibende« oder »Zeit totschlagende« sinnlose Internet-Seiten, der drogenhafte Medienkonsum etc. offenbaren eine Sinnleere sowie eine kollektive Vermeidung von Selbstverantwortung.

War früher ein gelungenes Leben gekennzeichnet von einer erfolgreichen Anpassung an die bestehende Ordnung, das Einhalten der Regeln sowie das Erfüllen der definierten Aufgaben und der informellen Pflichten, so heißt heute der wiederum informelle Auftrag: möglichst intensiv leben, nur nichts verpassen. »Das Bessere ist der Feind des Guten«, meinte schon Voltaire.

Beispiel

Beim Weinkauf wurde es empirisch untersucht: Reduziert man das Angebot, kauft der Kunde eher. Weil die Vielfalt überschaubar ist. Weil man hier mit den gewohnten Recherchemustern und Entscheidungsschritten noch klarkommt.

Übrigens: Die elektronischen Medien sind vielen Menschen Segen und Fluch zugleich, nicht weniger für die Partnerschaft.

Trotz des Vorteils der raschen Erreichbarkeit lag bei etwa dreißig Prozent meiner Paarberatungs-Klienten der Auslöser für die Therapie in einer versehentlich geöffneten Mail oder in einer SMS, die nicht für die Augen des Partners gedacht war! Viele Menschen melden sich mit einem Pseudonym bei einer Partneragentur an, wenn sie noch gebunden sind. Das kommt in meiner Paartherapie-Praxis häufiger vor als vermutet. Ein Betrug auf drei Ebenen: Beim bestehenden Partner, der auf Vertrauen baut, beim neuen Flirt, der auf Hoffnung baut, und beim Betrüger selbst, der doppelte Schuldgefühle erzeugt, auch wenn er sie nur unbewusst spürt. Und häufig sind die Anmeldungen der erste Schritt zur Trennung. Weil es ja so leicht ist, sich zu trennen, anstatt den Konflikt zu lösen. Zu flüchten, anstatt standzuhalten. Zu warten auf die oder den Nächste/n, anstatt vorübergehend allein zu leben.

Aber es gibt ja immer noch eine Steigerung: Nicht den Partner wie das Bäumchen wechseln, sondern alles haben wollen: eine feste Beziehung für die Sicherheit plus das organisierte Fremdgehen für die Abwechslung. Dafür sind dann Seitensprungagenturen zuständig – die haben gerade noch gefehlt, um den Untergang der bisherigen Beziehungskultur zu dokumentieren.

Partnerschaftsagenturen

Zahlreiche Internet-Anbieter versprechen sofortige Verfügbarkeit von unzähligen Alternativen. Fällt da die Entscheidung für einen Partnerwechsel nicht viel leichter? Ähnlich dem Gefühl, wenn man weiß, dass man nur noch kurze Zeit zu leben hat: Würde man nicht auch dann seine Möglichkeiten voll ausschöpfen? Die sofortige Verfügbarkeit gaukelt dem frustriert Gebundenen jedenfalls vor, er könne leicht Alternativen finden. Doch wenn er dann wirklich auf die virtuelle Pirsch geht, ist es mühsam, sich zu entscheiden. Insbesondere kann sich eine gewaltige Kluft auftun zwischen Schein und Sein, zwischen dem Bild, das man ihm gemacht und geschickt – oder geschickt gemacht – hat und der Realität beim ersten Treffen, wenn man den anderen auch hört, riecht und spürt.

Klappt es aber von beiden Seiten, und sie beschließen eine Art »Verlobung«, einen Akt »Lass uns zusammen gehen und eines Tages vielleicht zusammenziehen und mehr«, dann kommt eine ganz spannende Szene ins Spiel der Partnerschafts-Gestaltungs-Dramaturgie: Beide verschwinden hinter ihren Notebooks oder ähnlichen Netz-Zugängen, beenden die Dialoge mit den favorisierten Alternativ-Partnern und löschen den Account des Portals. Viele Paare machen das gemeinsam, als demonstrativen Akt der exklusiven Entscheidung, und auch, um sichergehen zu können, dass die große Verführungsquelle der möglichen Mehrgleisigkeit hiermit versiegelt wurde.

Von der mangelnden Frustrationstoleranz

Eine Gesellschaft, in der alles möglich und verfügbar ist, steigert auch die Erwartung, dass Bedürfnisse sofort befriedigt werden müssen. Da ist kein Platz für Geduld, auf etwas warten können, für Gelassenheit. Da wird kein Mangel durchgestanden, keine Entbehrung gemeistert. Ich nenne das den »Standard der rundumversorgenden Instant-Befriedigung«. Man hat gegen alle möglichen Abweichungen vom Soll-Zustand externe Vehikel, die das Funktionieren und das Wohlbefinden wiederherstellen helfen.

Beispiel

Die Menschen gehen mit der Wasserflasche in der Hand durch die Straßen. Verspüren sie auch nur einen Anflug von Durst, nehmen sie einen Schluck. Oder Kopfschmerzen: Da wird rasch eine Tablette eingeworfen. Gegen Müdigkeit gibt es an jeder Ecke einen Coffee-to-go, und an der Tankstelle Energiedrinks rund um die Uhr.

Woher soll bei einer Rundumversorgung mit sofortiger »Instant-Befriedigung« automatisch die Fähigkeit kommen, mit Triebaufschub (z. B. Warten) und Frustration (z. B. Verzicht) umzugehen? Denn die Partnerschaft mit ihren immanenten Spielregeln, laufend Konsens und Kompromisse zu bilden, schreit geradezu nach den beiden Minimalfähigkeiten Warten und Verzicht. Aus der Erkenntnis heraus, dass nur für diesen Preis eine gelebte Zweisamkeit möglich ist.

Mit der Ungeduld verwandt und ebenso verbreitet ist die minimale Toleranz gegenüber Frustrationen. Man kann es beobachten, wenn ein Jugendlicher feststellt, dass sein Handy nicht funktioniert. Nicht seine Bedienfehler sieht er als Ursache oder dass er sich in einem Funkloch befindet. Kurz davor, es wegzuwerfen, beschimpft er das Gerät als »Scheißding«.

Erwachsenen geht es oft genauso. Man kann es ihnen eigentlich kaum verübeln, denn wir sind es schließlich gewohnt, dass alles funktioniert.

Beispiel

In der afrikanischen Savanne fragte ein Reisender, der vom Sohn seines Geschäftspartners an einer vereinbarten Kreuzung persönlich abgeholt werden sollte, ob er dann lange warten musste. »Nein«, sagte dieser, »nur drei Tage.«

Wenn wir verreisen, erwarten wir, dass Taxi und öffentliche Verkehrsmittel verfügbar sind, dass uns im Flieger Kaffee serviert wird, das Bodenpersonal am Flughafen freundlich ist und alles funktioniert. Man kommt zum vorausberechneten Zeitpunkt an und wird weitergetragen von getakteten Abläufen. Verschneite Landepisten, streikende Fluglotsen, Staus, verspätete Züge führen hingegen bei vielen Menschen sofort zu Frustration oder Wut.

Das lässt sich auch in Partnerschaften feststellen: Wie auch soll ein Mensch, der diesen Standard gewohnt ist, damit zurechtkommen, dass der Partner »Nein« sagt? Dass er etwa im Augenblick keine Lust auf Sex hat, ja vielleicht nicht einmal Lust auf Reden oder Nähe, weil er z. B. mit anderen Gedanken beschäftigt ist. Wie soll ein vom allseitigen Funktionieren verwöhnter Mensch das ohne persönliche Kränkung richtig einordnen?

Doch schauen wir uns die heutigen Paare an: Beide wollen vor allem bekommen. »Geben« wird unwillig als Gegenleistung für das »Bekommen« in Kauf genommen. Wo doch das Kennzeichen einer glücklichen Beziehung speziell die Freude am Geben ist, getragen von der Partnerschaftsfähigkeit beider, die sich auszeichnet durch gelebte Liebe in Form von Leidenschaft, Können und Kreativität.

Fazit:

Partnerschaft ist auch heute keine Illusion, wenn man sie nicht als Schlaraffenland sieht, in dem man alle seine Wünsche erfüllt bekommt. Erfolgreich läuft sie erst dann, wenn man die Partnerschaft als einen gemeinsam zu bestellenden Garten sieht, als den Lebensbereich, wo man seine wichtigsten und intimsten Persönlichkeitsanteile kennen lernen, ausloten, entwickeln und entfalten kann. Und zwar gemeinsam und nicht jeder für sich allein. Wenn man Partnerschaftskrisen als Erfahrungen schätzt, die zeigen, dass die Liebe stärker ist als die Probleme selbst, entwickelt sich Vertrauen, das stärkt und trägt und die gemeinsam verbrachten Jahre als einen unwiederbringlichen und nicht käuflichen Erfahrungsschatz einordnen lässt.

Die vier Partner-Typen

In meinen Paarberatungen stoße ich immer wieder auf ähnliche Probleme. Da folgen Menschen bestimmten Mustern, die in einer ähnlichen Disposition ihres Charakters begründet liegen. Wer Beziehungen verstehen will, sollte die unterschiedlichen Typen kennen, die in der Partnerschaft anzutreffen sind. Selbstverständlich in der Praxis häufig als Mischform vertreten, aber doch hat sich diese Typisierung in meiner Arbeit bewährt:

Der Beständige

Er ist ein Experte im Betonieren alter Gewohnheiten, im Absichern einmal erworbener Lebensmuster. Seine Angst ist ziemlich offensichtlich: Es ist die Angst vor der Veränderung. Wenn er sich ein Leben einrichten könnte ganz nach seinem Gusto, es wäre das vollkommene Abbild des ewigen Gleichbleibens und der Unvergänglichkeit. Denn ihm gibt nur Sicherheit, was verlässlich ist. Konservative Parteien, ein solides Auto und eine Position mit Rentenanspruch, am besten eine Beamtenposition. Menschliche Beziehungen werden einmal geschaffen oder »geerbt« von den Eltern, der Kindheit oder noch von der Schulzeit her treu gepflegt. Früher galt er als Garant für eine gute Ehe, denn auf sein Wort konnte man sich verlassen, er sorgte treu und zuverlässig für die Familie.
»Bescheidenheit ist eine Zier«, gilt ihm als Leitspruch, denn

in einem demutsgeprägten Lebensstil ist er am wenigsten der Mode, der Kritik und anderen Anfechtungen seiner einmal festgelegten Lebenslinie ausgeliefert. Man könnte ihn beschreiben als einen Menschen, der von seinem Freund zu einem Abstecher nach Paris mitgenommen wird und der abends, statt das Nachtleben zu erkunden, lieber einen Vortrag »über das Nachtleben von Paris« hört.

Was sein Vorgesetzter an ihm schätzt sind Pünktlichkeit und Zuverlässigkeit, seine klare Trennung von Beruf und Privatleben; sein Ordnungssinn und seine Verlässlichkeit werden dann zum Problem, wenn es um Teamarbeit geht. Denn er will rasch zu Lösungen kommen, die einmal getroffenen Entscheidungen mit aller Gewalt durchsetzen und gegen alles und jedes verteidigen, selbst, wenn sie vielleicht inzwischen überholt sind. Flexibilität und Offenheit für neue Verhältnisse sind ja genau die Bereiche, die vermieden werden, die er selbst als bedrohlich erlebt. Nur äußert er sich darüber selten spontan, er fühlt sich eher unverstanden und abgelehnt, weil er Schwierigkeiten und Widerstand erlebt, obwohl er in seinen Augen doch alles richtig gemacht hat und sich sogar besonders bemüht hat.

Verständlich, dass so ein Mensch dazu tendiert, zum Sonderling zu werden, oder, um sich des Wohlwollens der Vorgesetzten zu versichern, zum »Radfahrer« wird, der nach oben buckelt, dafür aber nach unten tritt. Was ihm fehlt, wird ihm im Berufsleben beigebracht werden. Denn seine offiziell erwünschten Verhaltensweisen werden meist nur im persönlichen Kontakt mit ihm problematisch. Schließlich entspricht er weitgehend dem Menschen nach Vorschrift. Man fürchtet seine streikähnlichen Aktivitäten; wenn Zollbeamte Dienst nach Vorschrift verrichten, bricht der normale Grenzverkehr zusammen, das zum Leben gehörige Maß an relativierenden Regeln wird nicht angewandt, und schon läuft nichts mehr. Eigentlich ist dieses Beispiel eine sehr eindrucksvolle Analogie dafür, dass der Mensch eben nicht alles mit einmal fixierten Regeln kontrollieren kann, dass da immer noch etwas Spielraum für Zufälle, für das Schicksal, für die Ausnahmen und für die Möglichkeiten der Entwicklung sein muss. Selbst die genauestens berechneten Brücken über die Alpentäler sind mit einem gewissen Spiel auf Rollen gelagert, auf denen sie je nach Temperatureinfluss »gehen können«, also nicht ganz starr, sondern leicht beweglich sind. Wie ein Hochhaus, das im obersten Stock seinen tonnenschweren Pool bekommt, damit es angemessen schwanken kann und damit stabiler ist. Selbst scheinbar zeitlose Statik repräsentierende Gletscher »wandern« ja. Sogar unsere riesigen Erdteile sind nicht statisch, sie schwimmen auf der Erdkugel und verändern stets leicht ihre Position. Diese Einsichten in stete Wandlungen müssen vom Beständigen laufend verdrängt oder verleugnet werden. So finden die größten Schwierigkeiten eigentlich in ihm selbst statt, weil er immer wieder vom Leben selbst mit der Tatsache konfrontiert wird, dass er im Vergleich zu anderen, offenbar glücklicheren Menschen einseitig ausgerichtet und unflexibel lebt.

Oft erhält er diese Einsicht erst in einer Therapie, insbesondere in einer Gruppentherapie, in der er sich wieder einmal im Recht, aber letztlich als Außenseiter oder Unverstandener fühlt. Zur Therapie kam er mit derart großen Ängsten vor der

Wahrheit selbstverständlich nicht direkt freiwillig, sondern meist über den Umweg neurotischer oder psychosomatischer Symptome.

Stellen Sie sich einmal vor, wie viel Energie allein dafür verwendet werden muss, den Lebensprozess so statisch wie möglich zu gestalten und sich auch noch vor den ringsum sichtbaren Zeichen gesunder Veränderung zu schützen. Typisch sind für ihn Rückenschmerzen, Kopfschmerzen und Verdauungsbeschwerden, alles Symptome, die mit Verspannung, Aggression, Unterdrückung und Blockierung zu tun haben. In der Therapie erfährt er dann oft unter schmerzlichen Windungen und Ausflüchten, dass er sich mit der Tatsache abfinden muss, dass Leben lernen bedeutet, dass es keinen vollkommenen Menschen, ja nicht einmal einen fertigen Menschen geben kann, im Gegenteil: Richtig zu leben, heißt, mitten im Lebensweg einer neuen Erkenntnis gemäß die Richtung ändern zu können.

Der Beständige als Partner

Wer noch außer ihm leidet, ist sein Partner. Denn gerade Partnerschaft ist der Lebensbereich, in dem einmal verabredete Abmachungen laufend modifiziert werden müssen – sie wollen schließlich gelebt sein. Jeder ist einen Tag später einen Tag älter, zum Teil reifer, aber auf alle Fälle der Vergangenheit einen Tag weiter entwachsen. Diese Distanz zu gestern ermöglicht Lernen, also etwas Passenderes mit der Umwelt und anderen Menschen zu arrangieren. Partnerschaft ist hier die beste Werkstatt für Austausch, überzeugen, aber sich auch überzeugen lassen, ausprobieren und entdecken, erkennen und verändern. Partnerschaft ist der Bereich, in dem ich dann, wenn ich es möchte, nicht immer gleich abschalten kann, weil der andere ja auch seine Interessen verfolgt. Partnerschaft ist Lebendigkeit und Wandel, ein Spiel mit Variationen des Themas und Improvisation. Denn das Morgen hat noch niemand einstudiert.

Mag es dem Beständigen möglich sein, allein durch Beibehalten aller Bedingungen das Morgen wie das Heute zu gestalten, dann wird sich auch nichts ändern. Aber welcher Partner macht das mit? Das hält doch auf die Dauer keiner aus. Und genau dieser Punkt ist oft die Ursache des Dilemmas, dass der einst ruhige und verlässliche Fels, der Beständige, nun den Vorwurf erntet, ein fader, rigider, ja gelegentlich sogar tyrannischer Mensch (geworden?) zu sein, weil im Laufe der Beziehung eben doch mehr Bedürfnisse als nur das nach Sicherheit wach wurden.

Die unbewussten Motivationen, ein Beständiger zu werden, stammen aus den früheren Kindheitserfahrungen, in denen ihm vermittelt wurde, dass er nur dann, wenn er alles ordentlich und den Wünschen anderer gemäß machte, keine Angst vor Liebesverlust zu haben brauchte. Jetzt im Erwachsenenalter reproduziert er sozusagen ganz brav dieses Programm aus der Kindheit und hofft so unbewusst, keine Angst haben zu müssen und geliebt zu werden, wenn er nur alles »richtig« macht.

Vor lauter Angst vor seinem überstrengen Gewissen griff er damals unbewusst zu einem Trick: Er schlüpfte in die Rolle seines Gewissens und entzog sich so der Angst, indem er selbst sein Gewissen wurde, das heißt: Er hat kein Gewissen mehr, sondern er verkörpert es.

Der Bunte

Dieser Partner-Typ hat Angst vor Schwarzweiß, der Farbe der Pfarrer, Richter, Notare, der Henker, der Nacht und des Todes. Bloß keine Endgültigkeit, nicht festlegen, nicht auf Formeln, Verträge und Verfügungen einlassen; man weiß ja nie, ob das nun auch auf Dauer das Richtige und Beste ist. »Wir werden sehen; es auf uns zukommen lassen; die Zeit wird es entscheiden; es fügt sich schon«, lauten seine Devisen. Da gibt es andere, die mit 22 heiraten, mit 23 ein Haus bauen und mit 38 Großeltern werden – mit einem Kredit von den Eltern natürlich und mit einer Bankbürgschaft. Der Bunte, der das hört, bekommt nicht nur Gänsehaut, er bekommt wahrscheinlich einen Ausschlag. Alles, was mit Einengung, Festgelegt-Sein zu tun hat, was man im herkömmlichen Sinne als spießig bezeichnet, ist ihm suspekt und lässt ihn flüchten.
Eine andere Angst des Bunten liegt in der Vorstellung, morgen derselbe sein zu müssen wie gestern und dadurch durchschaubar, kalkulierbar und prognostizierbar zu werden und vielleicht sogar noch gesagt zu bekommen: »Du brauchst mir gar nicht viel zu sagen, was du willst, ich kenne dich doch.« Hier würde der Bunte fliehen, sich selbst bedauern und sich bei irgendjemandem ausweinen. Er muss eigentlich nur erfahren, dass niemand ihn versteht, dann ist für ihn alles in Ord-

nung. Er will gesehen werden, aber bitte nicht »vorhersagbar« erscheinen.

Der Widerspruch lässt sich auf die Dauer nicht so ohne Weiteres kaschieren: Leben bedeutet, Hoffnungen zu haben und an die Zukunft zu glauben. Und Leben bedeutet auch Konstanz im Wandel, Stetigkeit in der Wiederholung, Vorhersagbarkeit.

Das, was man im Allgemeinen »Charakter« nennt, ist bei diesem Partner-Typ schwer zu entdecken, denn er zeigt ihn nicht. Eher schillernd, fast chamäleonhaft, besitzt er eine fantastische Anpassungsfähigkeit, die es der Umwelt, insbesondere seinem Partner, sehr schwer macht, ihn zu fassen zu bekommen, also seine verlässlichen und vertrauenswürdigen Seiten zu erkennen.

Als »reizvoll und bezaubernd« wird er beschrieben, in Gesellschaft und auf Partys ist er geschätzt und umworben, doch als Partner fürs Leben? Erstaunlicherweise finden sich aber doch immer wieder genug depressive oder gar masochistische Partnerangebote, so dass der Bunte eigentlich selten zu spüren bekommt, wie anstrengend er in einer Beziehung sein kann.

Für ihn zählt die Effizienz, wie es aussieht und ob es Spaß macht. Wie man das erreicht, ist ihm meistens egal. So hält er – nicht nur aus Angst vor dem Festgelegt-Werden, sondern auch, weil es ihm zu langwierig und langweilig erscheint – wenig von den üblichen gesellschaftlichen Spielregeln. Man findet ihn deshalb selten in Vereinen oder Verbänden, findet bei ihm keine Bausparverträge oder Briefmarkensammlungen. Zuhause fühlt er sich eher dort, wo es tatsächlich auch oft bunt zugeht: in Filmstudios, Werbeagenturen oder in der Kunstszene, sei es auf der Bühne oder im Atelier, in der Galerie oder in der Modeboutique. Für ihn gilt, dass seine Konstanz im Wandel liegt; er ist daran erkennbar, dass er stets ein anderer ist. Für tolerante und durchblickende Freunde trotz allem ein anstrengender Typ.

Der Bunte als Partner

Erinnert man sich an Shakespeares Worte, dass alle Menschen nur Spieler ihrer Lebensrolle sind, dann hat es der Bunte am besten erwischt – zumindest für sich selbst. Denn er lebt seine Probleme aus, agiert sie aus, wie die Psychoanalyse dazu sagt, was eben oft auf Kosten anderer, meist der Nahestehendsten geht.

Doch was der Ergebene schluckt, der Erhabene gar nicht an sich herankommen lässt und der Beständige verdrängt, das wird vom Bunten laut gelebt. Dramatik und Pathos sind deshalb für ihn beliebte Spielarten der Kommunikation. Die Rolle auf der Bühne des Lebens ist mehr ein Repertoire, aus dem er schöpft – sein Leben wird zum Spiel.

So ist er in der Liebe eher ein Meister des Beginns, des Flirts und der ersten Wochen, ja vielleicht sogar noch der Flitterwochen. Doch beim Übergang vom Verliebtsein zum Lieben, vom anfänglichen Rausch zum gemeinsamen Alltag beginnen meist die Probleme.

Der Bunte ist eine Mischung aus Blume, Vogel, Kind und einem unbekannten Zauber, den man in Märchen und Liebesromanen findet. Wer das mag – und vor allem, wer weiß, was

er sich da einhandelt – wird eine Weile lang eine sicher nicht langweilige Beziehung führen. Wichtig ist vor allem, zu wissen, dass der Bunte die Worte nicht so genau nimmt, wie sie sonst üblicherweise genommen werden, obwohl er selbst im Moment felsenfest daran glaubt, zu wissen und auch zu fühlen, was er sagt. Doch ob er es morgen auch noch will, bleibt fraglich.
Klienten dieses Typs leiden häufig unter Partnerproblemen. Dahinter stecken Identitätsprobleme, die sowohl mit der Geschlechterrolle als auch mit dem Selbstwertgefühl zusammenhängen. Höhenflüge, grandiose Ideen und Allmachtsfantasien werden von mir immer wieder mit der Aufforderung zum Landen verbunden, um das »Erden« mit ihm zu üben. Schließlich ist es für viele Partner einfach überfordernd, dauernd einen Überflieger oder Luftschlossherrn neben sich zu haben. Gehen bedeutet schließlich, immer ein Bein auf der Erde zu haben, während das andere zwar in der Luft ist, aber schon den nächsten Erdkontakt vorbereitet.

Der Erhabene

Sie war so richtig fertig, weil sie schon wieder ein Wochenende allein verbracht hatte, obwohl sie doch fest mit ihm befreundet war. Er wohnte auch nur eine halbe Stunde von ihr entfernt in derselben Stadt. Aber er wollte sie nicht sehen, wollte lieber arbeiten, so ihre Interpretation. Er müsse leider dieses Wochenende durcharbeiten, das war seine Formulierung gewesen. Sie wollte nur wissen, was sie falsch machte. »Das kann doch nicht sein, dass er auf nichts anspringt«, klagte sie ihrem Bruder. »Was soll ich denn nur tun, um ihn mehr zu fesseln, ich komme einfach nicht an ihn ran!«

Was sie zu dem Zeitpunkt noch nicht wusste, war die Tatsache, dass sie an einen Erhabenen geraten war. An einen Typ, den man auch in der Version des »Coolen« oder des »lonely wolf« kennt, eben in Rollen, in denen er nicht greifbar ist und sich trotzdem nicht als Sonderling verstecken muss. Gott sei Dank stellt unsere Gesellschaft jedem, auch vom normalen Bürgerleben »ver-rückten« Menschen, positive Rollen zur Verfügung. Dieser Mann war einer, der Angst vor zu viel Nähe hatte, Angst vor möglicher Verschmelzung. Denn genau das hatte er schon einmal erlebt.

Je mehr er versuchte, sich abzugrenzen, umso aufdringlicher wurde seine damalige Partnerin. Nichts konnte er mehr alleine machen, so kam es ihm vor; überall wollte sie sich einmischen, obwohl sie nicht einmal verheiratet waren. Sein jetziges Leben war eigentlich sehr gut eingerichtet, und als Erhabener lebte er alleine und pflegte einen interessanten Bekanntenkreis. Einen richtigen Freund hatte er eigentlich nicht, war aber überall dabei, beliebt und begehrt. Was will man mehr? Für die intimeren Stunden hatte er ja auch noch seine Freundin, die er sich aber lieber ein bisschen auf Distanz hielt.

Irgendwie war ihm bewusst, dass seine Bekannten außer den Lokalbesuchen, den Vernissagen, den Kollegentreffs und gelegentlichen Intimkontakten mehr Nähe mit ihren jeweiligen Partnern austauschten. Aber solch ein enges Zusammenleben hätte er als spießig und einengend abgetan. Seine Arbeit erlaubte es ihm, mit Menschen Kontakt zu haben, aber danach

auch immer wieder zum Schreibtisch zurückzukehren, wenn er wieder Abstand und Alleinsein brauchte.
Doch wenn er heute ehrlich zu sich ist, spürt er die Einsamkeit, die er lange verdrängt hat, deutlich. Und dieses Gefühl wird ihm eines Tages wahrscheinlich helfen, dann, wenn es als Leidensdruck erlebt stärker wird als die Angst vor einer Veränderung. Der Anlass, sich zu hinterfragen, kann von allen möglichen Seiten kommen, und so auch von der Partnerin, die einen verlässt. Aber auch von Geschwistern, Eltern oder Bekannten kann durchaus der Hinweis kommen, dass er zwar ein freies, unabhängiges, aber letztlich armes Leben führt: wie ein Zuschauer oder Kameramann, der die Menschen auf Distanz beobachtet, dabei ist, aber nicht am eigentlichen Geschehen teilnimmt.

Der Erhabene als Partner

Die Angst dieses Partnertyps ist die vor realer Nähe. Die Ursache dafür liegt meist in einer Verschmelzungsangst aus dem Gefühl heraus, keine ausreichend stabilen Ich-Grenzen zu besitzen. So vermeidet er zu lange oder zu intensive Nähe mit einem anderen Menschen. Vergleichbar mit Öl und Wasser in einem Glas, das kräftig umgerührt wird – eine Horrorvorstellung für den Erhabenen. Denn die Folge ist eine vorübergehende Vermischung, die sich als trübe Flüssigkeit darstellt. Jeder weiß, dass nach diesem heftigen (leidenschaftlichen) Vermischen die ursprüngliche Trennung wieder entsteht und eine klare Trennungslinie anzeigt, wo das Wasser aufhört und das Öl beginnt.

Dieses Vertrauen in die natürliche Einsamkeit des Menschen, die durch die intime Begegnung mit einem anderen nicht aufgehoben werden kann, besitzt der Erhabene nicht. Er muss sich schützen. Es könnte ja sein, dass er da eine Ausnahme darstellt. Denn das Gefühl, etwas Besonderes zu sein, kennt der Erhabene schon von klein an. Und sein geübtes Selbstschutztraining mit der Folge, von nichts verführbar, erschütterbar zu sein, gibt ihm auch die Bestätigung für das Selbstbild, anders, etwas Besseres zu sein. Er fällt auf nichts herein, außer auf das Programm, dass ein Nichteinlassen auf Begegnung besser sei. So versäumt er vieles.

Das wiederum hat zur Folge, dass er wenig Erfahrungen macht und somit erst spät Falten bekommt. Er sieht lange Zeit ziemlich jung aus. (Auch nicht schlecht in einer Gesellschaft, in der Jugend hoch gehandelt wird.) Aber auch bei ihm kommt das Alter, in dem er weniger Wert auf Äußerlichkeit, dafür mehr Wert auf Menschlichkeit, Vertrautheit und Innigkeit legen würde, wenn er dazu nur in der Lage wäre.

Um mit Hilfe von Liebe zu einem ganzheitlichen Leben zu gelangen und seine spezifischen Ängste zu überwinden, müsste er jetzt beginnen, sich dem Tod zu stellen. Das geht wiederum nur über den Weg der Konfrontation mit genau den Dingen, vor denen er Angst hat. *Positive Emotionale Neuerfahrungen (P.E.N.)* werden ihn als Gegengewicht zu angstgespeisten Vermeidungsstrategien zu der Erkenntnis führen, dass er bereits stabiler ist, als er dachte. Sein Fehler war es die ganze Zeit, durch andauernde Vermeidung nicht erfahren zu dürfen, dass Nähe und Distanz Geschwister sind, dass er viel Energie spart, die damit für einen konstruktiveren Lebensgenuss frei zur

Verfügung steht, wenn er sich nicht dauernd schützen muss. Klugerweise fängt er mit kleineren Schritten an, um sich nicht selbst zu überfordern. Völlig neue und beängstigende Erfahrungen brauchen beim ersten Mal viel Kraft und Zeit zur Verarbeitung. So findet er es zum Beispiel besser, das Wochenende bei seiner Freundin zu verbringen, als sie zu sich zu bitten. Zwar wäre mehr Platz bei ihm, aber so kann er jederzeit gehen. In den meisten Fällen wird es ein nicht einfacher Prozess werden, die gegenteiligen ängstigenden Lebensbereiche zu integrieren, um dem Ziel nach einem »geliebteren« Leben näherzukommen. Einige konkrete Versicherungen einer gewissen Unabhängigkeit, wie etwa getrennte Autos und auch getrennte Schlafzimmer, lassen aber eine erfüllende und dauerhafte Liebesbeziehung durchaus möglich erscheinen.

Der Ergebene

Der Ergebene ist froh, wenn er auch einmal etwas abbekommt. Er ist nicht unbedingt schlechter bemittelt als andere, ein Unglücksrabe oder ein vom Schicksal Vernachlässigter. Nein, seine Besonderheit liegt darin, dass er einseitig »lässt«, anstatt auch zu tun. Er lässt sich anrufen, quälen, erfreuen, mitnehmen, überreden. Sein Tun besteht aus Warten, aus Hoffnung und Wünschen. Er bekommt dann etwas ab, wenn man ihm etwas gibt, denn sein ganzes Streben ist darauf gerichtet, andere Menschen zu finden, die sein Spiel mitspielen, diese zu »halten« und über sie oder von ihnen etwas zu bekommen. Die Verantwortung wird einfach an andere übergeben: »Ich bin demütig und fordere gar nichts« – aber die Befriedigung der Wünsche, das vorgekaute Lebensglück.

Und das funktioniert. Immer wieder findet er Menschen, die sich freuen, wenn er sagt »Ich liebe nur dich und will nur dir nachfolgen. Ich freue mich an deinem Glück. Ich stelle mich und meine Bedürfnisse gerne für dich zurück. Nur du, du allein, sollst mein ganzer Inhalt sein.« Insbesondere von emanzipierten Frauen »geschädigte« Männer oder von unverständigen Männern enttäuschte Frauen sprechen auf diesen scheinbar engelhaften Typ an.

Je bedingungsloser der Ergebene sich schenkt, umso weniger wird man ihn wieder los. Durch das anhängliche bis klettenhafte Verhalten kommt der Partner nämlich schon sehr bald auf diese Idee. Aber so einfach geht der Ergebene nicht mehr; er hat nämlich Angst davor. Er hat wahrscheinlich die größte Angst von allen der hier beschriebenen Partnertypen, weil gerade das Alleinsein und die damit verbundenen Folgen nach eigenständigen Entscheidungen bei ihm existenzielle Angstgefühle auslösen. Nähe und Wärme zu spüren, nur zu wissen, dass jemand da ist, das genügt ihm schon. Er ist ein Experte im Streitvermeiden, ein Könner in der Anpassung, ein Künstler im Verwöhnen des anderen. Seine Angst ist letztlich eine dreifache:

1. Er hat Angst davor, dass ihn der andere verlässt (weil er einen anderen Menschen lieber hat oder allein leben möchte oder aus ähnlichen Gründen).
2. Er hat Angst, etwas falsch zu machen, worauf sein Partner ihn verlassen würde.

3. Er hat Angst, allein zu sein, weil er glaubt, es allein nicht zu schaffen – schließlich hat er das noch nie erlebt und traut sich das auch gar nicht zu.

Das Dilemma liegt darin, dass Autonomie tatsächlich so lange nicht erlebt werden kann, solange sie nicht probiert wird. Natürlich ist ein Leidensdruck vorhanden. Zum Energieverschleiß, die eben genannten Ängste auszuhalten bzw. sie zu beschwichtigen, kommt noch der Energieaufwand hinzu, die Frustrationen zu ertragen, die daraus entstehen, dass die eigenen Bedürfnisse ja stets nur zum Teil befriedigt werden, denn der Partner ist nicht immer gewillt, auf die Bedürfnisse einzugehen, auf deren Erfüllung der Ergebene still und leidend hofft. Außerdem bleiben noch viele Bedürfnisse unbefriedigt, die der Partner nicht kennt. Bedürfnisse müssen nun einmal von einem selbst erspürt werden.

Der Ergebene als Partner

Die Tragik liegt auch hier darin, dass der Partner des Ergebenen in einer Falle sitzt: Spielt er das Spiel mit und übernimmt er die Funktion des Autors und Regisseurs für den Ergebenen, dann ist dieser zwar glücklich wie ein Schauspieler mit einem guten Engagement, aber die Rollenverteilung bleibt starr und verhindert Reifung, Wachstum und authentische Selbstverwirklichung.

Spielt der Partner dieses einseitige Spiel nicht mit, so verursacht er eine tragische Enttäuschung und bricht ein Herz, bis

der Ergebene ein neues Opfer findet. In den meisten Fällen wird ein neuer Partner gefunden, ohne aus dem Zerbrechen der Beziehung gelernt zu haben.
Ich empfehle in solchen Fällen gern das Konzept des »Fluchthelfers«: Also vorübergehend eine lockere Beziehung einzugehen, um nicht gleich wieder in die alten Fehler zu verfallen und dennoch gefeit zu sein vor einem unreflektierten, sehnsuchtsgetriebenen Rückfall in die alte Beziehung, mit dem Ziel, sich hinterher nicht benutzt und enttäuscht zu fühlen.
Seine wichtige Funktion besteht darin, für den anderen da zu sein, wenn es ihm schlecht geht, als Intimpartner sexuelle Entzugserscheinungen zu bannen und dafür Selbstständigkeit zu vermitteln, was insgesamt die Gefahr eines blinden Rückfalls enorm vermindert. Seine aber wohl wichtigste Aufgabe ist die, als Diskussionspartner zur Verfügung zu stehen. Denn der Ergebene neigt dazu, keinen Freundeskreis gepflegt, sondern allein auf seinen »Meister« fixiert gelebt zu haben. In der Phase, die Liebe zu entdecken, sich in Selbstliebe zu üben, wird die Angst vor dem Leben durch die Liebe zum Leben bewältigt. Begleiter dieser Phase ist oft ein erfahrener Coach oder ein Therapeut, der durch die zeitbegrenzte Beziehung ein sehr geeigneter Übungsmeister sein kann, dem man sich anfangs noch in gewohnter Manier unterwirft, um ihn im Laufe der Therapie nur noch als Spiegel für die authentische, das heißt einmalige und bedürfnisorientierte Lebensentfaltung zu erkennen.
Die Erkenntnis wächst, dass Liebe nicht nur ein Geben ist, sondern wie jeder lebendige Akt ein Austausch, Geben und auch Nehmen, Bieten und auch Fordern, Erfüllen und auch

Bitten ist. Indem er das Gegenteil von dem lernt, was er bisher betrieben hat, indem er sich traut, genau das tatsächlich auszuprobieren, wovor er früher unbeschreibliche Angst hatte, nähert er sich dem Ausgleich für seine bisherige Einseitigkeit, kommt er der Ganzheit des menschlichen Lebens und damit seiner Mitte einer gesunden Persönlichkeit näher.

Narzissmus – die neurotische Suche nach Glück

Das Phänomen Narzissmus ist meist einseitig psychoanalytisch erklärt worden. Man kann es auch als kulturhistorischen Ausdruck einer Übergangszeit sehen. Denn ein Narzisst ist einer, der sich keinesfalls manipulieren lassen will, der den gegebenen Normen und Verhaltensmustern nicht traut. Das Nicht-Einlassen, die Distanzierung zu anderen und auch die Tatsache, dass der Narzisst letztlich mit seinem Zustand nicht zufrieden ist, birgt Chancen, ja zwingt ihn im Laufe der Zeit geradezu, nach neuen Wegen zu suchen. Änderung kann man nur durch Labilisieren der bestehenden Stabilität einleiten, durch Verweigerung angebotener, aber unbefriedigender Lebenskonzepte.

Viele Menschen befinden sich heute in einer Übergangsphase, mitten in einer Wende, während der sie noch nicht ihre volle Liebesfähigkeit erreicht haben, vielleicht sogar noch »unfähiger« zur Liebe sind, als sie es früher einmal waren. Ein Kennzeichen des Übergangs ist im Zuge der kollektiven Suche nach der eigenen Identität ein Phänomen, das gerne mit dem Ausdruck »der neue Narzissmus« beschrieben wird. Das Problem betrifft den einzelnen wie die gesamte Gesellschaft.

Was Narzissmus bedeutet

Narzissmus kommt nicht von ungefähr: Anstelle des fürsorglichen Miteinanderlebens ist in unserem Wohlfahrtsstaat

zwangsläufig eine zur Verantwortung unfähige Selbst-Sucht getreten, die auf eine spezifische Unfähigkeit zur Liebe zusteuert. »Das Zeitalter des Narzissmus« hat, wie es der amerikanische Sozialkritiker Christopher Lasch bereits vor Jahrzehnten bezeichnete, den Typus des infantil Selbstbezogenen, sich gegen emotionale, moralische und soziale Bindungen sperrenden Menschen hervorgebracht, einen Charakter also, der durch hemmungsloses Streben nach Ich-Genuss gekennzeichnet ist.
Im Gegensatz zum durchaus gesunden Egoismus fehlt dieser beschriebenen Haltung die Fähigkeit, Liebe anzunehmen und zu speichern, um sie auch wieder mit Freude an andere geben zu können. Der Narzisst ist ein Sozialisations-Typus mit einem tief greifenden Defizit in puncto Persönlichkeit und Kommunikation.

Beispiele für narzisstische Persönlichkeiten

Die Königin im Märchen Schneewittchen: »Spieglein, Spieglein an der Wand: Wer ist die Schönste im ganzen Land?«
Ludwig XIV., der Sonnenkönig: »Damit ergeht der Beschluss: L´état c´est moi« – »Der Staat bin ich.«
»Die Sonne bin ich«, steht auf dem T-Shirt des schönen jungen Mannes, der im Café an der Eingangstüre lehnt.

Die drei könnten sich von Jahrhundert zu Jahrhundert zuwinken, denn sie gehören im Club der Narzissten zur Führungsmannschaft. Ihre wesentliche Gemeinsamkeit: *Sie können nicht auftanken und vom Erhaltenen zehren, sondern sie müssen ununterbrochen vermittelt bekommen, dass sie okay sind.* Eigentlich möchten sie erfahren, dass sie noch besser als okay sind. Denn das ist das typische Kennzeichen eines narzisstischen Menschen: Er ist in puncto Bestätigung ein *Fass ohne Boden.* Sein Selbstgefühl ist abhängig von andauernden Anerkennungen. Er ist ein Vampir, der statt vom Blut von den Aufmerksamkeit spendenden Blicken seiner Opfer lebt.

Die Sage des Narziss ist in verschiedenen Fassungen überliefert. Als klassische Variante konnte sich jene am besten in unserer Kulturgeschichte halten, die Ovid in seinen Metamorphosen beschreibt.

Die Sage des Narziss

Der anmutige Jüngling Narcissos reizte mit seiner Schönheit sowohl Frauen wie Männer – und wies sie alle ab. Weil er so unsäglich schön war, geschah es ihm, dass auch er sich in Narcissos – also in sich selbst – verliebte; konkret: in sein Spiegelbild, das er in einer Quelle erblickte. Das Drama begann, als die Nymphe Echo so sehr dem Schönen verfiel, dass sie ihn unbedingt haben wollte. Verkennend, dass er sich selbst genug war, nahm sie seine Abfuhr persönlich und beging Selbstmord, sie starb an gebrochenem Herzen – nicht jedoch, ohne vorher die Götter um Rache gebeten zu haben. Das gleiche Schicksal hatte zuvor den abgewiesenen Freund Ameinias ereilt. Das Urteil der Götter war hart: Lebenslänglich unerfüllbare Selbstliebe für Narcissos. Die Folge: Selbstmord durch Ertrinken. Zur Narzisse verwandelt wird er ewig wiedergeboren.

Jeder Mensch kommt als Narziss auf die Welt: Der Säugling ist so mit sich selbst beschäftigt, dass er überhaupt noch kein Interesse (»Interesse« = darin sein) an seiner Umgebung haben kann. Würde dieser Zustand *beibehalten* oder eines Tages wieder eingenommen werden, so könnte man von der Krankheitsform Schizophrenie sprechen: *Der Schizophrene ist der absolute Narzisst*, weil er sich stärker an seiner Wahnwelt orientiert als an der wahrnehmbaren Welt, die wir Wirklichkeit nennen. Sigmund Freud definierte den Narzissmus der Babys als *primär*, also als ersten und ursprünglichen Narzissmus – man kann ihn auch den »unschuldigen Narzissmus« nennen. Der »krankhafte Narzissmus« wurde von Freud als *sekundärer* Narzissmus bezeichnet. Er gilt als psychotische Reaktion auf die Welt, eine Art beleidigter Rückzug auf sich selbst – weil die Liebe, die man geben wollte, nicht angenommen wurde. Gemeint ist hier die frühe Phase der Mutter-Kind-Beziehung, in der das Kleinkind nach der ersten Entdeckung, dass es nicht allein ist auf der Welt, nach Austausch strebt: Wird es hier tief enttäuscht, beständig überrumpelt oder seelisch vergewaltigt, dann wird es nicht lernen, an sich selbst zu glauben. Statt des Selbstgefühls »Ich bin gut so, wie ich bin« entsteht das andauernde stresserzeugende Gefühl »Ich muss mich anstrengen, so zu werden, wie ich glaube, sein zu *sollen.*« Die große Energieverschwendung beginnt. Die fortwährende Außenorientierung verhindert eine gesunde seelische Entwicklung zu einem reifen Selbst, das seine Mitte gefunden hat.

Fallbeispiel: Sie verliebt sich bei Gericht – eine durch Narzissmus zerstörte Ehe

Wieder einmal war etwas passiert. Wie so oft kommen die Paare erst dann zu mir, wenn das Kind bereits in den Brunnen gefallen ist. Diesmal war es eine besonders pikante Geschichte, für einen Nichtpsychologen schwer nachvollziehbar. So erging es auch ihrem Ehemann. Angefangen hat es während einer Gerichtsverhandlung, in der der Mann, unschuldig, von einer rachsüchtigen ehemaligen Mitarbeiterin der Steuerhinterziehung verdächtigt wurde.

Seine Frau kannte die Zahlen der kleinen Firma, kannte die Korrektheit ihres Mannes, und sie kannte diese Ex-Mitarbeiterin, der nicht grundlos zuvor gekündigt worden war. Der Prozess langweilte sie. Der Ausgang war klar. Es handelte sich nur noch um etwas langwierige Formalitäten, die der Rechtsstaat eben so vorsieht. Aus Langeweile und Neugierde – sie kommt selten ins Gericht – besuchte sie eine andere Verhandlung. Und das Verhängnis begann. Der ganze Raum ein lebendiger Krimi. Im Mittelpunkt ein Mann: groß, dunkelhaarig, gut gekleidet, charmant, intelligent, wache Augen. Er sollte der Mörder sein. Er postulierte seine Unschuld und nahm die immer erdrückenderen Zeugenaussagen mit einer stoischen Haltung hin.

Jetzt stand der mutmaßliche Mörder nur ein paar Meter von ihr entfernt und blieb immer noch gelassen, selbst als er schuldig gesprochen wurde. Ihre Blicke hatten sich nur kurz getroffen, aber so, dass ihr schwindlig wurde. Plötzlich wusste sie, was sie so lange vermisst hatte. Diese Lebendigkeit. Dieses Empfinden von Seelenverwandtschaft. Was war ihr Mann doch für ein Langweiler.

Aus diesem Grund kam das Paar zu mir. Die Prozess-Geschichte ist bereits Monate her. Die Frau betreibt einen regelmäßigen Briefwechsel mit dem Verurteilten und besucht ihn regelmäßig im Gefängnis. Gemeinsam schmieden sie bereits Zukunftspläne für die Zeit nach seiner Freilassung, auch wenn das noch Jahre entfernt ist. Noch wohnt sie bei ihrem Mann. An Sex mit ihm ist nicht zu denken. Sie leben wie Geschwister in einer Hausgemeinschaft zusammen.

Im Einzelgespräch berichtet er mir von seiner Verzweiflung und seinen rührenden Bemühungen, seine Frau zurückzugewinnen.

Im Einzelgespräch mit ihr muss ich erkennen, dass sie wie eine Drogensüchtige oder wie ein freiwilliges Sektenopfer ihre Rolle gefunden hat, die sie im Augenblick am liebsten leben möchte. Kein Leidensdruck, im Gegenteil, keine Krankheitseinsicht, keine Einsicht, dass sie reale Möglichkeiten zur Lebens- und Liebesentfaltung ungenutzt verstreichen lässt, sondern vielmehr ihr Leben träumt, als ihre Träume zu leben – nichts half. Ich musste aufgeben und mich darauf konzentrieren, ihren Mann zu trösten bzw. ihm beim »Entlieben« begleitend zur Seite stehen.

Tiefenpsychologisch gesehen ist die Klientin in frühkindliche Lebensphasen regrediert, wo sie real noch keine Macht und Möglichkeiten hatte, in der Fantasie aber grenzenlos ihre narzisstischen Empfindungen ausleben konnte. Fantasien, wie jetzt mit dem inhaftierten Mann, der nur ihr gehört und der weder fremdgehen noch weglaufen kann. Endlich braucht sie keine Angst zu haben, verlassen oder betrogen zu werden.

Er wiederum ist glücklich, dass es draußen jemanden gibt, an den

er denken und schreiben kann. Eine Frau, die ihm glühende Briefe ins Gefängnis schickt, die ihn kurzfristig beglücken und um die ihn seine Mitgefangenen beneiden.
Und so steigert sie sich immer weiter hinein, bis sie ein geschlossenes Argumentations-Gebäude zusammengezimmert hat, das die Realität euphemistisch verzerrt. Sie glaubt zu sehen, wie es ist und glaubt, das Richtige zu tun. Auch wenn sie die Einzige ist. Dass er seine Freundin nicht umgebracht hat, glaubt sie ihm natürlich. Das passt gar nicht zu ihm, er ist doch sanft, liebevoll und einfühlsam. Wie eine die beiden zusammenschweißende Verschwörung gegen den Rest der Welt haben sie ihr gemeinsames Geheimnis, ihre folie à deux macht beide unnahbar für andere – die nichts verstehen. Sollte er wirklich ein Mörder sein, dann wäre er ja so etwas wie ein Gott, nämlich Herrscher über Leben und Tod. Ihr Unterbewusstsein hatte sie das bereits träumen lassen, gestand sie mir. Und sie ertappte sich dabei, diese Fantasie als sehr erotisierend empfunden zu haben. Überlagert von einer Art Schuldgefühl, das aber mehr als Gedanke von Seiten ihres moralischen Gewissens denn als Gefühl aufblitzte, dass man so etwas Grauenvolles als anständiger Mensch nicht positiv sehen dürfe.

Das Allmachts-Ohnmachts-Dilemma

Für den Menschen von heute sah der Psychoanalytiker Horst Eberhard Richter das zentrale Problem im Gotteskomplex, der Illusion vom Anspruch auf egozentrische, gottgleiche Allmacht. Dieses Allmachts-Ohnmachts-Dilemma stammt aus der scheinbaren Gottgleichheit des Menschen in einer Epoche, in der beinahe alles machbar ist – wobei freilich die Ohnmacht gegenüber nicht beeinflussbaren Tatsachen wie Alter, unheilbaren Krankheiten und Tod umso schmerzlicher empfunden wird. Die meisten Tatsachen, die Allmachtsfantasie erzeugen, sind auf ihre Art verführerisch: auf den Mond fliegen, Babys in Retorten züchten, Herzen und andere Organe auswechseln, in die Genstruktur eingreifen, bislang unbekannte Lebewesen erschaffen oder mit einem Schlag sämtliches Leben auf diesem Planeten auslöschen. Das Panik auslösende Kontrastphänomen aber zu dieser Omnipotenz ist das Ohnmachtsgefühl, das der Mensch in seiner Kleinheit meist nur in Form extremer Niederlagen oder Schmerzen vermittelt bekommt. Wäre es heute möglich, einen nach derzeitigen Maßstäben als normal geltenden Menschen in die Praxis von Dr. Sigmund Freud zu schicken, er würde wahrscheinlich als »leicht schizophren« diagnostiziert werden. Denn die Sozialisation zu einem »normalen Menschen« – damit ist der Vorgang gemeint, wie jemand sich vom ursprünglich asozialen Säugling zum verantwortungsbewussten Mitglied der Gesellschaft entwickelt – führt heute zu einem anderen Persönlichkeitstyp als in der Vergangenheit.

In der ersten Hälfte des letzten Jahrhunderts war das Leben zwar nicht einfacher, aber dafür klarer. Es gab Richtlinien, Orientierungen, verbindliche Normen-Systeme, die der einzelne verinnerlichte. Das aus tradierten Geboten und Verboten zusammengesetzte System gesellschaftlicher Spielregeln wurde zur Grundlage des Gewissens, des Charakters. So fühlte jeder, was gut oder böse oder gar Sünde war. Man fühlte

sich sicher und beruhigt, wenn man anständig, korrekt und tugendsam lebte.
Es scheint mir logisch, dass Eltern ihre Kinder nicht mehr verstehen können, wenn der neue Menschentypus des 21. Jahrhunderts von Generation zu Generation anders wird – eine rasche Anpassungsleistung an die neuen Lebensformen der heutigen Welt, in der vieles »machbar«, aber auch vieles »unterlassbar« scheint: Kopfrechnen? Es gibt den Taschenrechner; man lässt rechnen; der Chip ersetzt den Kopf. Landkarten? Es gibt Navigationsgeräte. Sparen mit dem Sparbuch? Ab einer gewissen Inflationsrate, ab einem gewissen Kaufkraftschwund grenzt dieses Verhalten an Dummheit. Schuldenmachen, Leasing, Ratenzahlung scheinen dagegen klug zu sein. Die Generationskonflikte sind vorprogrammiert. Wer vor 50 Jahren aufgewachsen ist, glaubte eher noch an Werte wie Sparen und Bewahren, die Nation, das Vaterland; dem Wohl der Gemeinschaft zu dienen, sich als würdiger Staatsbürger zu erweisen, kam für ihn vor der Lust, seine Bedürfnisse zu erfüllen. »Gib Gas, ich will Spaß!« galt als verwerflich, egoistisch. Diese vornarzisstische Zeit endete schließlich in den 70er-Jahren, als etwa Fritz Riemann das Buch »Die schizoide Gesellschaft« veröffentlichte. Das Thema beschäftigte nicht nur die Fachwelt auf ihren Kongressen und Symposien. Die interessierten Intellektuellen diskutierten so zeitgeistreiche Titel wie »Das Zeitalter des Narzissmus« von Christopher Lasch. Die erschütternde Psychoanalyse des »neuen Patienten«, beschrieben von der Züricher Analytikerin Alice Miller, traf für Hunderttausende von Lesern den Nerv der Zeit. Ihr auch heute noch lesenswertes Buch »Das Drama des begabten Kindes – und die Suche

nach dem wahren Selbst« wurde für sehr viele Menschen zum entscheidenden Anstoß, eine Therapie zu beginnen, ein psychologisches Seminar aufzusuchen oder anhand von Diskussionen und Tagebuch-Analysen das eigene Leben endlich in die Hand zu nehmen.

Dieses scheint das Hauptproblem des narzisstischen Menschen unserer Zeit zu sein: Gefällig und charmant gelingt es ihm überall, so gut anzukommen und verwöhnt zu werden, dass er Anerkennung und Bewunderung erfährt; nur übersieht er dabei, wo seine eigentlichen Wünsche und Bedürfnisse liegen. Scheinbar satt zu sein, befriedigt eben nicht.

Das Drama ist noch größer bei einem intelligenten, wachen und sensiblen Kind, da dieses feinfühliger die Bedürfnisse seiner Eltern als seine eigenen spürt und versucht – dem Gebot der Liebe zu den Eltern folgend – nur diese zu erfüllen. Das klingt ideal – ginge es nicht auf Kosten der Selbstentwicklung. Eigene Gefühle wie Wut, Angst oder der Wunsch nach intensiver Nähe und Zärtlichkeit werden unterdrückt oder gleich ganz abgespalten.

Eine neurotische und psychosomatische Erkrankung ist meist die Reaktion auf eine seelische Verletzung, die das Toleranzmaß dieser Persönlichkeit überschritten hat. Die Seele braucht Zeit zur Regeneration. Über die Krankheit »darf« der Mensch pausieren, also sich vom Zwang zu funktionieren zurückziehen und regredieren, damit in einen Reife-Zustand zurückfallen, in dem er noch verwöhnt wurde. Im Krankheitszustand wird er wieder zum Zentrum der Welt – wie einst als Baby. Niemand ist ihm böse, wenn er nicht anruft oder mailt, wenn er sich nicht um die anderen kümmert. Er ist ja krank, er muss sich jetzt vor allem um sich selbst kümmern und alles tun, um wieder gesund zu werden. Ja, mehr noch: Man bringt ihm Blumen und Obst, verwöhnt ihn mit besonders viel Zuwendung und Aufmerksamkeit. Damit steigt das Selbstwertgefühl, der Körper wurde verwöhnt und wieder versöhnt – mit der Ruhepause ließ sich das Gefühl der psychischen Identität regenerieren, man kam wieder zu sich, man hatte Zeit zum Nachdenken, man weiß wieder besser, wer man ist und was man will bzw. machen wird. Allerdings hat die Krankheit selbst wieder verletzenden Charakter, weil sie einen auf deutlichste Weise mit der menschlichen Unvollkommenheit und Ohnmacht gegenüber der Krankheitsentstehung konfrontiert (»dass gerade mir das passieren musste«). Insofern ist Krankheit meist gleichzeitig Sühne dafür, dass man seinem eigenen übersteigerten Ich-Ideal vielleicht nicht genügt hat. Letztlich hat die Krankheit aber meist die Funktion, das Selbstwertgefühl zu steigern, die positive Beziehung zum eigenen Körper wiederzufinden und das Gefühl der psychischen Identität zu stärken, alles drei wesentliche Merkmale des narzisstischen Selbst. So führt eine seelische oder körperliche Krankheit fast immer zur Erstarkung der narzisstischen Position, der Narzisst tankt auf. Häufiges Ausruhen und eine hypochondrische Eigenschau sind weitere Tankstellen für die narzisstische Persönlichkeit, wenn zu wenig Anerkennung von anderen kommt.

Das mag jetzt beinahe so klingen, als ob eine narzisstische Persönlichkeit nur ein Mensch mit *Minderwertigkeitskomplexen* wäre, wo er doch offenbar so viel Lob, Anerkennung und Bewunderung braucht und auch bekommt. Aber es ist ganz anders. Denn der von Minderwertigkeitskomplexen Geplagte ist ja von Zweifeln und Unsicherheit geschlagen und versucht, sich mit »erworbener« Bestätigung und erheischten Komplimenten über Wasser zu halten – die Energie verpufft beim Strampeln. Dem mit Minderwertigkeitskomplexen Beladenen fehlt viel – im Vergleich zum Narzissten vor allem der Mut zur Grandiosität.

Narzissmus – ein Zeitgeistproblem?

Ist dann der heutige Narzisst einfach ein moderner Egoist, der bloß an sich denkt? Der klarste Unterschied liegt wohl darin, dass der Menschentyp, den wir als Egoisten bezeichnen, nur nimmt – und sich damit natürlich des höchsten Glücksgefühls, des freiwilligen und gezielten Gebens beraubt. Der Narzisst kann geben. Seine Besonderheit ist allerdings die eingeschränkte Sicht, er konzentriert alles in egozentrischer Form auf sich. Er ist so damit beschäftigt zu gefallen, es allen recht zu machen, von allen Bewunderung und Anerkennung zu erfahren, dass er egoistisch wirken mag, ohne es zu sein. Wenn er anderen wirklich nichts gibt, dann rührt das daher, dass er deren Bedürfnisse gar nicht wahrnimmt. So bekommt er oft den Vorwurf zu hören, er habe ja kein echtes Interesse an den anderen.

Narzissmus hat vor allem mit Selbstbewusstsein, Selbstwertgefühl, Selbstachtung, Selbstfindung, Selbstwerdung, Selbstsicherheit, Selbstständigkeit, Selbstverwirklichung zu tun. Wo bleibt da vor lauter *Selbst* noch Raum für einen anderen, für den Partner – also sich selbst und einen anderen lieben zu können? Diese Form der Lebenskunst setzt voraus, die Stufe der Selbstverwirklichung – die höchste Stufe der individuellen Persönlichkeitsentwicklung – erreicht und überschritten zu haben. Was dann kommt, ist die so genannte Selbst-Transzendenz, die Fähigkeit, sich selbst einmal von außen zu betrachten, das Selbst einmal etwas warten zu lassen oder in den Hintergrund zu rücken, weniger aus Masochismus, denn aus sozialer Klugheit. Da Narzissmus aber stets mit Abhängigkeit von anderen zusammenhängt, heißt das Ziel, den Narzissmus zu überwinden.

Krankhafter und gesunder Narzissmus

Ein Narzisst ist ein Mensch, der auf Partys, in Lokalen und in der Glamour-Szene die Blicke aufsaugt wie eine Blume die Sonnenstrahlen, um dann allein zuhause in tiefe, depressive Apathie zu verfallen – wie eine Blume, die ihre Blütenblätter in der Nacht schließt. Der Unterschied: Die Blume wird am nächsten Morgen sich auch dann wieder öffnen können, wenn es regnet. Das narzisstische, verarmte Ich ist aber eher mit der Marionette »Nimmersatt« zu vergleichen, die nur dann lächeln wird, wenn von außen am richtigen Faden gezogen wird. Es ist wie eine Art Sucht nach neuer Zufuhr an Anerkennung, Bewunderung und Zuwendung – eine schillernde Seifenblasen-Identität. Die Verbreitung dieses Menschentyps beschäftigt heute nicht nur Politiker und Psychologen, sie hat bereits eine regelrechte Bewusstseins-Industrie hervorgebracht. Es sieht so aus, als ob die Medien vorübergehend die Verantwortung für diesen außengeleiteten, nach sinnvoller Orientierung hungernden Menschentyp übernehmen müssen, bis sich die heute vielfach beschriebene Kulturwende des neuen Zeitalters vollzogen hat.

In den Jahren vor 1900 galt Narzissmus noch als sexuelle Perversion. Erst die Psychologie sah im Narzissmus eine Variante des Größenwahns, eine Art erotisches Pendant zum eher biologischen Selbsterhaltungstrieb. »Ein starker Egoismus schützt vor Erkrankung, aber endlich muss man beginnen zu lieben, um nicht krank zu werden, und muss erkranken, wenn man infolge von Versagung nicht lieben kann« (Freud 1914).

Der Narzisst – einer, der vor lauter Selbstbespieglung für andere keine Liebe übrig hat? Ist der Narzisst nun ein Gebeutelter zwischen Grandiosität und Depressivität, zwischen Angst vor allzu großer Nähe in einer Partnerschaft und der Angst vor dem Alleinsein, dem »horror vacui«, der Konfrontation mit der inneren Leere, die Panik auslöst? Die Folge: Der Narzisst ist neidisch, eifersüchtig und verunsicherbar, sympathisch und gefällig, aber auch launisch und gefährdet, von Sektenfängern und Schmeichlern fehlgeleitet zu werden. Es geht nicht um narzisstisch oder nicht narzisstisch – denn letztlich sind wir alle kleine Narzissten. Die Frage heißt vielmehr, handelt es sich um gesunden oder krankhaften Narzissmus?

Ich spreche vom *krankhaften Narzissmus* dann, wenn jemand sein Selbstgefühl lediglich auf seinen Status und seinen Besitz aufbaut, ohne selbst dahinter zu stehen, und sich dadurch in übersteigertem Maß wichtiger nimmt, als er ist. Das Krankhafte liegt vor allem im Übersteigerten. Er vergeudet zu viel Energie mit seinem Narzissmus und ist wahrscheinlich auch nicht fähig, eine länger dauernde Partnerschaft mit entsprechendem emotionalem Austausch zu führen. Er wird für andere unglaubwürdig und kommt sich selbst insgeheim als Hochstapler vor. Das muss nicht heißen, dass ein kranker Narzisst in eine Klinik gehört.

Der *gesunde Narzisst* wird ein Leben neuen Stils führen, indem er die Möglichkeiten unserer Zeit nutzt – ohne ihr abhängiger Sklave zu werden: Er kann das Leben zu zweit genießen, aber auch etwas mit sich anfangen, wenn er allein ist. Er genießt es, anerkannt, bewundert, gemocht und geliebt zu werden, aber er kann auftanken, speichern und davon zehren. Er muss nicht dauernd Komplimente bekommen. Er liebt es, verwöhnt zu werden – emotional, sexuell, finanziell. Er kann aber auch geben, ohne auf den Tauschwert achten zu müssen – also seinen Partner verwöhnen, ohne gleich darauf zu achten, was ihm das bringt. Genießen und Verwöhnen – zwei Begriffe, die bei wirklich reifer Lebenskunst zusammengehören.

Strategien zur Überwindung des krankhaften Narzissmus

Der erste Schritt dazu ist, sich selbst zu seinem Narzissmus zu bekennen. Eine gesunde Persönlichkeitsentwicklung braucht Platz für das Ausprobieren des eigenen Selbst. Die eigenen Bedürfnisse wollen entdeckt, erfahren und der Umgang mit ihnen trainiert werden. Die wichtigsten Erfahrungen macht man dann, wenn man einfach so ist, wie man ist. Doch wie soll der junge Mensch das lernen, wenn er immer nur *reagiert* statt *agiert*; wenn er mehr darauf achtet, was er tun *soll*, als darauf, was er tun *will*; wenn er, ohne es zu wissen, sich laufend an den Erwartungen der *Außenwelt*, anstatt an seiner *Innenwelt* orientiert – um sich nur ja die Liebe seiner Eltern nicht zu verscherzen! Was in einer derartigen Entwicklung gefehlt hat, ist das neugierige und angstfreie »Entdecken-Dürfen« eigener Bedürfnisse, um sie kennen und auf diese Art mit ihnen umgehen zu lernen. Und um mit seinen vielfältigen – eben zu einem kompletten Menschen gehörigen – Seelenanteilen Freundschaft zu schließen.

Sich *selbst anzunehmen, wie man ist,* heißt das Lernziel in meinem Coaching und in der Psychotherapie, in der der Mensch versuchen kann, diese wesentliche emotionale Erfahrung nachzuholen, die ihm in der Erziehung versagt geblieben ist: das Gefühl, angenommen zu werden, so wie man ist. Das ständige Bestreben, besser sein zu müssen, hat zur jahrzehntelangen Verdrängung des eigenen Selbst geführt.

Die zwei Typen des heutigen Narzissten

Oft sind Menschen sehr verschieden und dennoch beide Narzissten. Bei genauerer Betrachtung erkennt man zwei Typen: den aktiven und den passiven Narzissmus-Typ. Einige Merkmale sind in der folgenden Tabelle zusammengestellt. Hier wird deutlich, weshalb zwei narzisstische Menschen oft so unterschiedlich wirken können.

aktiver Narzissmus	passiver Narzissmus
Ist abhängig vom Beifall der Menge, glaubt an die eigene Grandiosität: »Ich bin der Star.«	Ist abhängig von einem Star: »Ich bin die Frau von …, der Fan von …, und der/die ist grandios!«
Neigt zu *Neid*, denn es könnte ihm sein Pseudo-Status streitig gemacht werden.	Neigt zu Eifersucht, denn er könnte aus seiner Fan-Position verdrängt werden.
Persönlichkeitstyp: schizoid. Er sieht sich selbst als Mittelpunkt der Welt.	Persönlichkeitstyp: depressiv. Er kreist um einen scheinbar omnipotenten Mittelpunkt der Welt.
Neigt zu *Eigenbrötlerei.*	Neigt zu *Abhängigkeit.*
Familiengeschichten: Die *Mutter* war wahrscheinlich zu nah.	Familiengeschichten: der *Vater* war wahrscheinlich zu fern.
Partnerschaft: Hat Angst vor zu viel *Nähe.*	Partnerschaft: Hat Angst vor dem *Alleinsein* bzw. vor dem Verlassen-Werden.
Neigt zu *Sadismus.*	Neigt zu *Masochismus.*
Neigt zu *Exhibitionismus.* (»Schau Mama, was ich kann/bin/habe.«)	Neigt zu *Voyeurismus* (»Wo ist der Papa, der mir die Verantwortung für mein Leben abnimmt?«) und zu einem Leben aus 2. Hand.

Im Sinne einer folie à deux können beide sich zu einem passenden neurotischen Paar ergänzen, das der Züricher Psychotherapeut Jürg Willi als »Kollusion« analysierte. Das geht so lange, bis einer von beiden anfängt zu reifen und damit seinen Narzissmus überwindet. Aber man kann seinen Narzissmus nur überwinden, wenn man ihn akzeptiert hat. Ein Match, das man nicht antritt, kann man nicht gewinnen. Die Gefahr besteht darin, in einer narzisstischen Form scheinbarer Selbstverwirklichung stecken zu bleiben.
Als Ziel bleibt die Selbsttranszendenz, also über sein eigenes, kleines Ich hinauszuwachsen. Das ermöglicht nicht nur eine neue Form von Beziehungsfähigkeit, sondern auch eine reife Kombination aus persönlicher und gemeinschaftsorientierter Verantwortung für eine Kulturgesellschaft. Die Überwindung des Narzissmus fängt mit echter Kommunikation an.

Zweisamkeit aus Liebe oder Angst?

Eine der Hauptursachen für das so verbreitete Scheitern von Beziehungen liegt darin, dass sich zwei Menschen aus negativer statt aus positiver Motivation zusammentun. Beide verbinden sich miteinander, um nicht mehr einsam sein zu müssen, um »jemanden zu haben« für das Wochenende, für Partys, für den Urlaub, für lange Abende.

Fallbeispiel: Lernziel »Hingabe ohne Selbstaufgabe«
Sie war auf der Suche nach sich selbst. 40 Jahre alt, Sekretärin, nicht hübsch, aber auf den zweiten Blick recht attraktiv und mit einer gewissen vitalen und erotischen Ausstrahlung. Sie war unzufrieden mit ihrem Leben und hatte erkannt, dass sie selbst etwas daran ändern musste. »Aufgewacht« sei sie aber erst vor ein paar Jahren. »Vorher war alles irgendwie anders, alles ohne Probleme, aber nicht ganz wirklich«, meinte sie rückblickend.
Er war in ihrer Firma der schönste unverheiratete Mann, den sie erobert hatte. Heirat, der Sohn. Dann etwa zehn wunderbare Jahre, in denen sich »zwei einsame Menschen aneinandergelehnt haben, um sich gegenseitig dabei zu helfen, erwachsen zu werden«. Doch auf einmal war nichts mehr von Gemeinsamkeit da. Dem Tonfall nach, den sie jetzt in ihren Streitgesprächen anstimmten, waren sie offenbar beide erwachsen geworden. Das gemeinsame Ziel war erreicht. So, als ob man nach ein paar Wochen gemeinsamer Schiffsreise über den Atlantik ankommt und am Festland am liebsten allein weitergehen möchte. Dann kamen einige widersprüchliche Jahre, und er habe sie einfach zu locker gehalten, meinte sie einer-

seits, deshalb habe sie sich Liebhaber gesucht. Er habe von ihr ein paradoxes Verhalten erwartet: Er war gewohnt, dass sie unauffällig die Führung in der Beziehung innehatte, andererseits, so schilderte sie mir, »wenn ich mich nicht nach seinen Vorstellungen benahm, so sprach er von Scheidung«.

Doch was wahrscheinlich am gravierendsten war: Die einst so schöne, zehn Jahre währende Erotik zwischen beiden war gestorben. Nichts mehr. Bei beiden nicht. Zumindest miteinander nicht.

Nach und nach kam heraus, dass sie die ganze Ehe lang in einer Art Trance gelebt hatte. Eine Erlösung, um von zuhause wegzukommen, wo sie bis zum 25. Lebensjahr gelebt hatte. Sie hatte stets versucht, durch Leistung wettzumachen, dass sie nicht so hübsch war. Ihr Mann aber liebte sie genau so, wie sie war. Die gegenseitig erfüllende Sexualität verlieh ihr Selbstbewusstsein und Lebensfreude. Jetzt verband sie Erwachsenwerden mit Resignation.

Inzwischen ist sie seit fünf Jahren geschieden und hat sich eigentlich fünf Jahre verkrochen. Zunächst mit Tabletten, die ihr der Arzt verschrieben hatte, dann immer wieder mit Alkohol. Aber das zumindest hatte sie inzwischen ziemlich gut im Griff. Sie musste irgendeinen neuen Weg finden. Theoretisch war ihr ganz klar, dass sie nur eine Chance hatte, und zwar wenn sie anfing, Erfahrungen als eigenständiger Mensch zu sammeln. Die aktuellen Lernziele für ihre Therapie sahen jetzt folgendermaßen aus:

1. *Nicht mit jedem Mann, der sich für sie interessierte, gleich intim zu werden.*
2. *Die Kränkung zu verarbeiten, dass auch für sie dieselben Spielregeln galten wie für jeden Menschen, der erwachsen werden will.*

3. *Wege zu finden, um Bekanntschaften und Freundschaften ohne Intimität zu pflegen und als erstes Kontakte mit Frauen zu pflegen.*

Es dauerte acht Monate, dann hatten sich ihre Knoten gelöst. Sie löste sich von ihrer selbstbemitleidenden Tendenz, damit zu hadern, wie hart die Welt zu ihr sei. Sie hat der Welt verziehen, ihrer Mutter und vor allem ihrem Vater verziehen, dass sie so sind, wie sie sind: Menschen und keine Götter. Und sich damit von der Illusion befreit, das Kind von Göttern zu sein: Sie muss nun weder Prinzessin noch etwas anderes Besonderes spielen. Sobald sie sich selbst als Mensch annehmen konnte, fiel es ihr auch relativ leicht, ihrem Mann zu verzeihen, dass auch er nur ein Mensch ist.

Sie übernahm zunehmend mehr Verantwortung für ihr eigenes Lebensgefühl. Ihr wurde bewusst, dass sie viel Energie vergeudete, indem sie auf der einen Seite »Flausen« nachjagte, wie sie es selbst nannte, auf der anderen Seite aber eigene Anteile gar nicht lebte, aus einem indifferenten Gefühl der Angst heraus, dass ihr dies nicht zustünde.

Eine Zeitlang war sie voller Selbstmitleid und Selbstanklage. Dann fügte es sich, dass sie einen Mann traf, mit dem sie eine sehr intensive und gegenseitig förderliche Beziehung einging. Therapie war nicht mehr nötig. Als ich sie eineinhalb Jahre später durch Zufall traf, sagte sie mir, dass sie mit diesem Mann jetzt zusammenlebe. Sie habe die Hoffnung, es zu schaffen, sich auf die Beziehung einzulassen und trotzdem sie selbst zu bleiben. Mit dem Ziel, ihre Identität auch in der Intimität zu bewahren – Hingabe ohne Aufgabe.

Wo liegt die große Veränderung zwischen der Zeit, in der man »niemanden hat« und der Zeit, in der man »endlich einen Partner hat«? Sie liegt wohl darin, dass man nicht mehr unter dem Gefühl des Versagens oder Nichtgeliebtwerdens leidet, sondern jetzt auch »dazugehört«; der Partner löst diese negativen Gefühle durch seine Existenz auf. Es ist wie ein Wechsel vom Minus-Zustand zum Null-Zustand; man ist frei von den nagenden Einsamkeitsgefühlen.

Als *positive Motivation*, eine Partnerschaft einzugehen, bezeichne ich die Begründung, die ein reifer Mensch für den Beginn einer Partnerschaft sieht. Der autonome, reife Partner ist allein lebensfähig, und zwar hat er die erfüllende Lebensqualität für sich bereits gefunden. Er kann bereits, ohne dafür einen Partner zu benötigen, ein Leben führen, das er als zufriedenstellend bezeichnen würde. Mit dem Wissen, im Leben zurechtzukommen und dem Gefühl, sich und die Welt zu mögen und gerne zu leben, ist er nicht abhängig von der Präsenz eines Partners. Vielmehr sieht er sich selbst als die Ursache für die dynamische Balance seines Lebensgefühls. Würde ein Partner in sein Leben treten, bedeutete diese Veränderung eine Steigerung, eine Verbesserung im positiven Bereich. Er ist weitgehend gefeit vor Abhängigkeit, dem Zeitzünder für jede Beziehung. Denn alles, was er mit dem Partner erlebt, gehört sozusagen zu den Luxusseiten des Lebens. Würde der Partner ihn eines Tages verlassen, so wären seine existentiellen Grundpfeiler nicht gefährdet. Das schafft Freiwilligkeit.

Im ersten Fall, in dem der Partner nötig ist, um das Gleichgewicht zu finden, ist *die Grundmotivation der Beziehung die Angst*, den Partner zu verlieren. Im zweiten Fall ist die *Grund-*

motivation die Liebe, das hoffnungsgeladene Streben, gemeinsam mit dem Partner mehr aus seinem Leben zu machen. Liebe ist Vertrauen. Vertrauen gibt Sicherheit. Ich habe bei einem Menschen, den ich liebe, keine Angst, mich so zu zeigen, wie ich bin, mich so zu äußern, wie ich mich fühle, zu sagen, was ich denke. Ich erweitere meine Ich-Grenzen um das Du. Das gibt meinem Geliebten die Freiheit, dasselbe zu tun. Jetzt wandelt sich das Zusammensein vom Kontakt zur Begegnung. War der Austausch von zwei Menschen in einem Raum erst beschränkt auf die gemeinsame Atemluft, entwickelte er sich weiter, wie auf einer Stufenleiter: Worte, Berührungen und Blickkontakte wollen Gedanken und Gefühle austauschen, gemeinsam erleben oder gegenseitig abgrenzen. Meine Ausstrahlung, mein Lächeln, bewegt den anderen. Seine Resonanz darauf bewegt mich. Gemeinsame *Bewegung* erzeugt Begegnung. Eine Kette von *Begegnungen* mit demselben Menschen wird zur *Beziehung*. Wie die Partikel einer Schwingung – die vielen, jeweils bewusst in der Gegenwart gemeinsam als Begegnung erlebten Hier- und Jetzt-Erfahrungen aneinandergereiht – ergeben sie die *Beziehungskurve*.

3. LÖSUNGEN

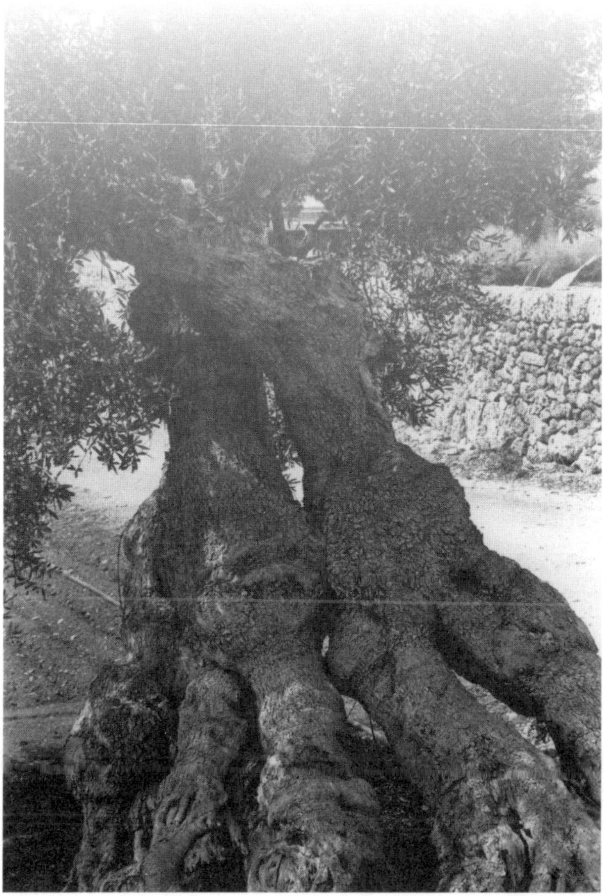

Die Vision

»Die Lösung ist die Lösung ist die Lösung.«
(Lermer)

Das bedeutet: Die Lösung – in Form der Ablösung – macht *frei von* Unpassendem und zugleich *frei für* Passenderes, ist damit vielfach:

- die Lösung im Sinne einer Problemlösung – im Kreuzworträtsel des Lebens – eben die Auflösung,
- was wiederum wie die Lösung wirken kann, wenn sich eine Aspirintablette im Wasserglas auflöst
- und damit die Lösung der Kopfschmerzen ermöglicht, damit das Schmerzproblem zur Lösung führt.

Erlösung von Spannung, Angst und Ungewissheit durch Loslösung und Ablösung, durch Offenheit für neue, ungewohnte Lösungswege. Die Lösung seiner Partnerschaftsprobleme allein im Spiegel zu finden, ist nicht möglich. Da helfen auch nicht noch mehr Tattoos, Piercings oder studiotrainierte Muskelpakete, verlängerte Haare oder künstliche Fingernägel, gebleichte Zähne, vergrößerte Brüste oder durch Botox geplättete Gesichtszüge.

Der Mensch soll sich erkennen im Auge des Gegenübers, braucht den anderen als Spiegel. Der Mensch ist geboren für das Du, wird erst durch den Dialog zur Persönlichkeit, erst durch die Interaktion lebendig. Interessant ist hier die Wur-

zel des Wortes Persönlichkeit: das lateinische Wort »persona« heißt übersetzt »Maske«. Wir entdecken unsere Identität durch die Behandlung von anderen. Wie wir gesehen werden, was auf uns projiziert wird. Insbesondere in der Beziehung ist das ein stets wechselseitig wirkender Prozess.
Doch die Lösung liegt nicht allein beim Partner. Da sagte doch tatsächlich eine Frau zu ihrem Mann: Es könnte doch alles so schön sein. Es gibt nur ein Problem, und zwar: »dass du so bist, wie du bist«. Was da anders sein sollte, konnte sie nicht benennen. Sie hatte die Illusion, er wäre eine Mischung aus »so wie sie« und ihrem Wunschbild des idealen Mannes, den sie aber auch nicht beschreiben konnte.
Der Partner wäre ja heillos überfordert, sollte er alle Bedürfnisse des anderen erspüren, verfolgen, erfüllen müssen. Gegenseitige Abhängigkeit mit all den bekannten Nachteilen jeder Abhängigkeit wäre die Folge. Die Lösung liegt also nicht im Spiegel, sprich bei der singulären Umformung der eigenen Person. Die Lösung liegt auch nicht allein bei einem einzigen Gegenüber, beim veränderten Verhalten des Partners. Die Lösung liegt in der Transzendenz. In einem übergeordneten Dritten, einem höheren Ziel, als es einer allein erreichen könnte. Lösung verspricht eine Vision, die gemeinsam verbindet und das Wunder vollbringt, dass sie die symbolhafte Trennungsempfindung durch Unterschiede zwischen beiden schmelzen oder im Meer der Unwichtigkeit versinken lässt. Weil Wichtigeres da ist, eben die gemeinsame und gemeinsam verbindende Vision.

Interview mit Viktor E. Frankl

Viktor Emil Frankl (1905 – 1997), berühmter Wiener Neurologe, bahnbrechender Psychotherapie-Begründer (Logotherapie bzw. Existenzanalyse), Lehrstuhlinhaber in Kalifornien, 29 Ehrendoktorate, sein Buch über den eigenen Überlebenskampf im KZ wurde über neun Millionen Mal in der ganzen Welt verkauft.

»Herr Prof. Frankl, was macht die Menschen glücklich? Und was kann die Psychotherapie anbieten, um die Menschen glücklicher zu machen, kann man das auf den Punkt bringen?«

»Man könnte die Sache umkehren und erst sagen: Wie kann die Psychotherapie Menschen helfen, die glücklich werden *wollen*? Und das ist deshalb sehr wichtig, dass wir damit beginnen, weil ich der Überzeugung bin, dass genau das ›Glücklich-werden-*Wollen*‹ dem ›Glücklich-*Werden*‹ selber im Weg steht.
Es ist eine Grunderfahrung, die nicht zuletzt in der Psychotherapie, und da wieder nicht zuletzt in der Psychotherapie sexualneurotischer Störungen, immer wieder uns entgegentritt: eine Grunderfahrung, dass der Mensch, je mehr er das Glücklichsein zum Ziel macht, umso weniger ist er fähig, dieses Ziel zu erreichen. Ich pflege das meinen Studenten in einer Kurzformel anzubieten, indem ich sage: ›Je mehr es einem um die Lust geht, umso mehr vergeht sie einem auch schon.‹
Sie können das jetzt transponieren, indem Sie sagen: ›Je mehr einer nach dem Glück jagt, umso mehr verjagt er es auch schon.‹ …

Es ist so, dass der Mensch gar nicht – wie die Motivationstheorie uns einreden will – nach Lust strebt, sondern er strebt danach, wenn man das schon so sagen will, einen Grund zur Lust zum Glücklichsein zu haben. Macht er es selbst zum Ziel, dann geht er daran vorbei. Will er aber das, was ich ›Selbsttranszendenz‹ nenne, ausleben – das hat mit Transzendenz im theologischen Sinne überhaupt nichts zu tun – will er praktisch gesprochen sich hingeben an eine Aufgabe, liebend sich hingeben einem anderen Menschen, seinem Partner, dann wird er glücklich, ohne sich darum zu kümmern. Gerade deshalb, weil er sich nicht darum sorgt. Wenn er sich jedoch darauf konzentriert, ich möchte glücklich werden, dann verliert er ja schon sozusagen den Boden unter den Füßen, dann verliert er den Grund, buchstäblich, um glücklich zu werden.
Denn er wird glücklich, wenn er diese Selbsttranszendenz auslebt, das heißt, wenn er aufgeht in einer Aufgabe, wenn er aufgeht in der Hingabe in den Partner. Es ist genauso wie mit dem Auge: die Fähigkeit des Auges, seine biologische Funktion auszuüben, das heißt die umgebende Welt wahrzunehmen, visuell wahrzunehmen. Interessanterweise ist diese Fähigkeit absolut abhängig davon, dass das Auge nicht sich selbst wahrnimmt. Wenn wir absehen von Spiegelungsprozessen – wann sieht mein Auge sich selbst?
Zum Beispiel, wenn ich an dem grauen Star erkrankt bin, dann sehe ich irgendwelche Wolken, die Linsentrübung. Wenn ich an dem grünen Star erkrankt bin, dann sehe ich Regenbogenhöfe und Lichtquellen drumherum, das ist der erhöhte Druck in der vorderen Augenkammer. Das gesunde Auge nimmt die Welt wahr, aber nicht sich selbst. Und in dem Maße, in dem es sich selbst wahrnimmt, ist es schon erkrankt und seine Funktion gestört. Und genauso ist es mit dem Menschen. In dem Maße, in dem er sich

vergisst, in dem er sich, wie das Auge, übersieht, hingibt an den Partner, sagen wir im Sexualakt, in dem Maße ist er potent, ist sie orgasmusfähig. … Sie müssen sich übersehen können, sie müssen sich vergessen können, sie müssen in Selbstvergessenheit hingegeben sein können, an eine Aufgabe oder an einen Partner. Aufgehen in einer Sache oder in einer Person, in der Liebe zu einer Person. Im Dienst an einer Sache und in der Liebe zu einem anderen Menschen wird der Mensch überhaupt erst ganz Mensch und wird er, er selbst. Das heißt: Selbstverwirklichung ist nur zu haben um den Preis der Selbsttranszendenz, der Selbstvergessenheit in diesem besten Wortsinn.«

»Und was macht die Menschen glücklich?«

»Der Mensch, der, sagen wir, einen Sinn erfüllt hat oder sich an eine Sache oder an eine Person hingegeben hat, der wird also automatisch glücklich, und das gilt bis in Grenzsituationen hinein.

»Können Sie sich vorstellen, dass Christus der glücklichste Mensch auf Erden war nach dieser Theorie, weil er sein Leben für die Menschen, für die Erlösung der Menschheit hingeben konnte?«

»Ich bin der Letzte, der legitimiert wäre, diese Frage zu beantworten und diese Sachlage zu beurteilen. Aber Sie haben mich ja auch nur gefragt, ob ich es mir vorstellen könnte, vorstellen könnte ich es mir sehr wohl.«

Der Weg zur Partnerschaftsfähigkeit

Zur Umsetzung brauchen wir mehrere Komponenten: den neuen Mann, die neue Frau, die neue Form der Partnerschaft.

Man wird jeden Tag neu erfunden

»Du steckst voller Geheimnisse, die Du Ich nennst.«

Paul Valery

My significant other, so bezeichnet die englische Sprache den Lebensgefährten, die Lebensgefährtin. Meine bessere Hälfte, sagt man im Deutschen gerne dazu. Wird man wirklich erst durch das Du zum Ich? Die Psychologie sagt: ja. Ebenso wie Schriftsteller und Philosophen: »Ohne Du ist das Ich unmöglich« erkannte Friedrich Heinrich Jacobi 1875 (Moeller 1990). Der Partnerschaftsexperte Michael Lukas Moeller liebte große Titel, wie das altfranzösische Sprichwort, das die Liebe nicht ohne Freiheit sieht. Er nannte ein anderes seiner Partnerbücher nach dem Zitat von Nietzsche »Die Wahrheit beginnt zu zweit« (1992). Der Partner ist mehr als ein Spiegel, sogar Hebamme der eigenen Persönlichkeit, oft gar auch noch jahrzehntelang deren Coach.

Heute vermittelt u. a. der Glücksforscher Tal Ben-Shahar diese Weisheiten in seinen als spektakulär goutierten und entsprechend begehrten Glücks-Kursen an der Universität Harvard: »Die Person, die mich wirklich *mehr als alles andere liebt,* möchte, dass ich mein inneres Selbst ausdrücke, und sie wird mir dabei helfen, die Qualitäten zu leben, die mich zu der Person machen, die ich wirklich bin« (Ben-Shahar 2007). Er erinnert dabei an den Psychologen Winnicott, der bereits vor Jahrzehnten empirisch herausfand, dass die Kreativität bei Kindern messbar größer ist, wenn diese die unmittelbare Nähe ihrer Mutter spüren. Die bedingungslose Liebe der Mutter erlaubt den Kindern, ihre Neugier zu verfolgen, Risiken einzugehen, Kreativität zu trainieren. Ähnlich wie später Partner, die sich von ihrem Partner tief geliebt fühlen, verstanden werden, und aus dieser Geborgenheit Kraft beziehen für mehr Kreativität – und Erfolg. Das Erzählen über sich und seine aktuelle Befindlichkeit und »was einen gerade am meisten bewegt« rundet für den Partner das momentane Erscheinungsbild von einem selbst ab. Er wird hierauf entsprechend mit einem umgehen. Er wird seine Erwartungen und Forderungen an den gewonnenen Informationen adaptieren. So wird das Gegenüber zum temporären Dramaturgen des Protagonisten, des eigenen Selbst. Man selbst wiederum ist dann in der Rolle des eigenen Regisseurs und Akteurs. Doch das Verhalten ist nicht zwangsläufig nur an diese Vorgaben gebunden. Es wird zusätzlich beeinflusst und gefärbt durch die zahllosen automatisch hochgeladenen inneren Programme der eigenen Biografie – und die der situativen Affekte. Die wiederum ausgelöst durch Umweltreize, Erinnerungen, Sehnsüchte, Hormone, Assoziationen, Rechtfertigungen, ichstärkende Intentionen, bollwerkartige Verteidigungen der bisherigen Identität etc.

So ist die Beziehung, die Partnerschaft, der Ort, wo man die Wahrheit über seine eigene Identität hüllenlos erfährt.

Der Partner – das reagierende Wesen

Entscheidend ist die Erkenntnis, dass der Partner natürlich kein statisches Gegenüber ist, sondern in seinem Verhalten dynamisch. Und das in zweierlei Hinsicht: kurzfristig (state), für den Augenblick (»Kannst du mir kurz mal helfen …«) oder langfristig (trait) durch einen Einstellungswandel oder eine Verhaltensänderung (»Ich denke, solange du so schnarchst, sind getrennte Schlafzimmer für unser beider Gesundheit einfach besser.« Die Zahlen sind übrigens erschreckend, wie viele Frauen durch das Schnarchen ihres Partners jede Nacht schlecht schlafen und daraufhin den ganzen nächsten Tag gerädert sind).
Denkbar wäre auch jetzt, im Zeitalter der enttabuisierten Psychologie, eine andere Dynamik, wo beide einander Coach sind, wo der Partner von morgen nicht mehr der gleiche wie gestern ist, obwohl er derselbe geblieben ist. Und man selbst durch die Wandlung durch partnerschaftliche Interaktion morgen nicht mehr der gleiche wie gestern ist. Die widersprüchlich scheinenden beiden Lebensaufgaben – wandlungsfähig unter Beibehalt einer konstanten Identität gemäß neuer Lernerfahrungen zu sein – lassen sich also in der Partnerschaft laufend proaktiv erfüllen.

Kennzeichen erfolgreicher Paare

Grundsätzlich müssen bei einem »guten« Paar mindestens drei Kriterien erfüllt sein, bevor man ins Detail gehen kann bzw. bevor es sich lohnt, ins Detail zu gehen. Denn ohne diese drei Minimalkriterien wäre jegliche Liebesmühe umsonst. Apropos »Liebesmühe«: Natürlich ist die Basis in jedem Fall die Liebe. Ohne diese brauchen wir gar nicht weiterzumachen. Es handelt sich erstens um die Voraussetzung, dass das Selbstwertgefühl bzw. das Selbstwertbewusstsein beider Partner im Plus sein muss. Die zweite Bedingung ist eine ausgeprägte bzw. brauchbare Kommunikationsfähigkeit, dass beide verbal, körpersprachlich und paraverbal wohlwollend kommunizieren können. Und als dritte Dimension verfügen die Partner über eine gemeinsame Vision: Sie wissen, was sie eigentlich miteinander erreichen wollen.

Darüber hinaus gibt es natürlich noch zahlreiche andere Merkmale erfolgreicher Paare – ich will nur einige nennen: Sie gehen vor wie beim Beobachten des eigenen Körpers oder der eigenen Befindlichkeit: Sobald ein Symptom einer Störung in der Beziehung sichtbar oder spürbar wird, reagieren sie – aber nicht gegen das Symptom, wie es eine antiquierte Form der Schulmedizin betrieben hätte. Nein, sie kümmern sich um das Verschwinden des Symptoms, indem sie es als Botschafter wert schätzen, aber als solches weiter ignorieren: die Botschaft wohl hören, und sich jetzt um die Wiederherstellung der gelingenden Abläufe kümmern. Ähnlich einem Rotlicht am Armaturenbrett, das aufleuchtet oder wenn der Körper Fieber bekommt. Wer so achtsam ist, erhält die Chance, rechtzeitig in die »Systemsteuerung« einzugreifen und den Defekt zu beheben, um wieder einen funktionierenden Ablauf zu ermöglichen.

Außerdem können souveräne Paare herzhaft lachen: gemeinsam über dasselbe, jeder über sich und beide übereinander, ohne dass es den anderen verletzt.

Hinzu kommt die große Vertrautheit: Man weiß, dass man sich stets auf den anderen verlassen kann, man vertraut einander blind.
Das gute Paar versteht es aber auch, sich von Angst, Stress und Depressionen frei zu machen. Mittels Resilienz (Stressbelastbarkeit) und Kommunikation die Gefahren für die Beziehungskiller Erschöpfung, Überforderung und Burnout aufzulösen. Und es strebt an, die gesamte Partnerschaft beweglicher zu machen: Jeder versucht, für sich und für den anderen flexibler zu werden. Außerdem wird bewusst eine genussvollere Beziehung angestrebt. Nicht der Lebensstandard steht bei der Partnerschaft im Vordergrund, sondern die Lebensqualität.

Vom Opfer zum Gestalter

Im Patriarchat hat sich die Frau als Opfer gesehen, was sie oft auch war. In meiner zweiten Grundschulklasse schrieb ich einen für die damalige Zeit aufsehenerregenden Aufsatz im Deutsch-Unterricht über die Mann-Frau-Beziehung mit dem in Folge oft zitierten Satz: »Meine Mutter hat es nicht gut erwischt, dass sie eine Frau geworden ist, denn sie muss dauernd putzen, waschen, kochen usw.« So war das damals, insbesondere in meiner unschuldigen Kinderwahrnehmung als Siebenjähriger. Knapp ein halbes Jahrhundert später hatten sich die Verhältnisse umgedreht. Jetzt war die Frau die Täterin, der Mann vielfach das Opfer, was wiederum nicht Freiheit bedeutet, sondern eine Verkettung mit umgedrehter Rollenverteilung.

Wenn wir von Lösungen sprechen wollen, ist es entscheidend, Folgendes zu erkennen: Solange es um Macht in der Partnerschaft geht, gehen beide in die Falle und werden abwechselnd zum Opfer, wobei sie fälschlicherweise und fatalerweise im anderen Geschlecht die vermeintliche Ursache sehen, den anderen zum Sündenbock und Täter erklären, ohne jedoch zu erkennen, dass beide damit Opfer sind.

Die Lösung liegt in einer konstruktiven Befreiungsbewegung: Beide Partner sollten zu Gestaltern werden. Denn der Gestalter ist das konstruktive, proaktive Gegenbild des Opfers. Zwei Gestalter können ihre Energien zusammenschalten und eine echte Partnerschaft leben, indem sie ihre Ehe kreativ gestalten. Solange der Einzelne sich als Opfer, als Reagierender sieht, ist er wie eine Marionette den Fäden der Macht von außen ausgeliefert. An den Fäden der Macht ziehen die oktroyierten Bedürfnisse oder die Ängste, der Druck oder Mangel. Nachdem sie über Jahrzehnte erfolgreich internalisiert wurden, braucht es keine Sklaventreiber mehr. Die Ängste und Bedürfnisse wurden verinnerlicht, die Programme automatisiert. Bewertungen und Vergleiche, die Funktionsmechanismen und Reaktionsbereitschaften kennzeichnen den angepassten Erwachsenen, der erst in der Partnerschaft erkennt, dass er mehr ein *Reagierender* statt *Agierender* geschweige denn *Regierender* seines Lebens ist. Die Sozialisation machte aus dem ursprünglich lachenden, kreativen Kind einen düster funktionierenden »Roboter«, der den Bezug zu seinen Gefühlen und Bedürfnissen verloren hat.

Das Gegenteil dieser Rolle als Opfer der Umstände ist – wie gesagt – nicht der Täter, sondern der Gestalter. Erst durch

die Befreiung von anerzogenen Mustern, die Entwicklung von übergestülpten fremden Wicklungen und der anschließenden mutigen Entfaltung der eigenen Authentizität wird der Mensch frei für eine erfüllende Partnerschaftsfähigkeit. Vergleichbar mit dem Leben: Wenn man es vorher einüben könnte, bevor man geboren wird, würden wir von Anfang an professioneller damit umgehen können und weniger leiden, erkranken, verunfallen und Unsinn machen. Aber deshalb geben wir das Leben ja nicht gleich auf, nur weil wir uns einen blauen Flecken geholt haben, die Knie blutig geschlagen, einen Zahn verloren oder das Handgelenk gebrochen haben.
Und so ist es mit der Partnerschaft: Wir gehen sie ein aus Sehnsucht nach Liebe, Zärtlichkeit, Geborgenheit, aus Lust auf Intimität und Sexualität, und erst durch dieses merken wir den Mangel an Partnerschaftsfähigkeit, Empathie, Kommunikationsfähigkeit, Selbsterkenntnis, Menschenkenntnis, Wissen um das andere Geschlecht.
Übrigens macht sich partnerschaftlicher Sex sogar bezahlt: Amerikanische Wissenschaftler ermittelten anhand einer Studie mit 16.000 Teilnehmern, dass diejenigen Paare, die mehr als vier Mal im Monat Sex hatten, durchschnittlich 49.000 Dollar mehr im Jahr verdienten als Paare, die nur einmal im Monat miteinander sexuell aktiv waren (Haladin 2008).

Fallbeispiel: Sie nannten es ihr Beziehungs-Reset

Es war kein Dritter im Spiel. Ja, vor einem Jahr hatte er einmal eine kleine Affäre. Sie hatte ihm verziehen, aber natürlich nicht vergessen. Frauen verzeihen, aber sie vergessen nicht. Auch in diesem Fall. Ihrem Vertrauen war die Unschuld geraubt worden. Die gemeinsame Aufgabe bestand nun aber trotz des gebrochenen Vertrauens darin, weiterhin miteinander leben zu wollen und das auch zu können. Vertrauensbildende Maßnahmen hatte er mehrfach bereits versucht. Allerdings war er nicht geduldig lange drangeblieben. So entwickelten sie unmerklich ein gespenstisch asexuell-tolerantes Miteinander-den-Alltag-Verbringen. Ein armseliges, verkrampftes und vorsichtiges Vor-sich-hin-Leben. Beide kamen nach einem ausführlichen Gespräch über die Unzufriedenheit ihrer Situation zu mir – mit dem verbindenden und parallel auf mich gerichteten Blick der Hoffnung auf Erlösung.

Wie erwartet entpuppte sich sein damaliger Seitensprung als Ausdruck einer unüberbrückbaren Kluft ihrer Verschiedenartigkeiten, die beide als fremd, bedrohlich und letztlich sogar kränkend gewertet hatten. Im gemeinsamen Gespräch drehten wir uns nach einem konstruktiven Anfang bald zunehmend im Kreis. Sie forderte immer noch mehr Wiedergutmachung von ihm, er konnte tun, was er wollte. Es reichte ihr nicht. Durch die lange Zeit zwischen ihrer Verhärtung und dem Beginn der Beratung hatten sich beider Muster bereits so etabliert, dass er ihre Vorwürfe empfangsbereit fast im Sinne eines vorauseilenden Gehorsams bereits ahnte und bediente, allein wenn sie ihre Arme verschränkte und mit zurückgelehntem Oberkörper ein kaum vernehmbares aber für alle unüberhörbares selbstmitleidbeladenes Seufzen ausstieß, das für diesen Tag jegliche Hoffnung auf eine Gesprächsklimawende sterben ließ. Mit diesem Muster durfte es nicht weitergehen. Ich fragte sie, ob sie das Wort »Übertrag« bei einem Kassenbuch oder einer Bilanz kennen würden, wenn man die unterste Zahl am Ende eines Blattes auf das neue, frische, nächste Blatt überträgt. Sie folgten mir bei der Vorstellung, man habe Minus drei Millionen zu übertragen. Dann kommt ein warmer Regenschauer in Form unerwarteter Fünfzigtausend Plus auf das Konto. Nun waren es nur Minus zwei Millionen und neunhundertfünfzigtausend. Numerisch weniger Minus, gefühlt aber keine Änderung. Ich machte jetzt folgenden Vorschlag: Ich gab zur Auswahl, was sie am liebsten als Begriff wählen würden, um statt eines Übertrags einen Beschluss zu fixieren, der das neue, unschuldige, frische, weiße nächste Blatt oben mit einer Null beginnen ließ. Das ist nur möglich, wenn man vorher, und jetzt kommen die Begriffe zur Auswahl, eine Privat-Insolvenz wagt, eine Art Amnestie, Tabula Rasa vornimmt. Die beiden wählten den Begriff »Reset«, den Zähler auf Null stellen, mit diesem Begriff hatten sie vermeintlich dasselbe Modell im Kopf. Als Synonym für den Neustart ihrer Partner-Kommunikation. Und wenn nun die Fünfzigtausend geflogen kommen, das können nun Euros sein, wohl aber auch Energieeinheiten, Minuten des Glücks, Liebesmomente, Hoffnungs-Strahlen (mehr als Schimmer), Gefühlseinheiten, Vertrauens-Bausteine, Fasern ihres Beziehungsbands, ist es eindeutig ein Gewinn.

Beide beschlossen gemeinsam, dieses Ziel zu verfolgen. Wissend, dass der Dämon der eingeschlichenen Gewohnheiten ihr Interaktionsmuster, wo es auch nur ging, sabotieren könnte und vermutlich auch würde. Aber dank ihrer Intelligenz und ihres Humors, ihrer entwickelten Meta-Sichtweise und ihrer gemeinsamen Sehnsucht, ihre Beziehung auf ein neues Intensitäts-Niveau zu heben, blieben sie dran. »Dranbleiben und Geduld haben«, eins meiner Lieblingsmottos. Und sie waren erfolgreich, durch bewussten Verzicht auf das reflexhafte Reagieren und Bewerten und stets mit dem Vorsatz, sowohl planerisch als auch im situativen Augenblick das Ziel nie aus den Augen zu verlieren: dem anderen das Leben ein bisschen zu verschönern und damit die Beziehung mit spürbar mehr Liebenswürdigkeit und Leichtigkeit aufzuladen.

Vom Kampf der Geschlechter zum Tanz der Geschlechter

Beide Partner sind oft taumelnde Amateure, wenn es darum geht, eine zeitgemäße Partnerschaft zu führen. Führen, wie man sein Leben, ein Geschäft, eine Gruppe, ein Team, ein Pferd, ein Schiff, eine Mannschaft, eine Belegschaft, eine Firma führt.

Daher ist ein Umdenken nötig: *vom Kampf der Geschlechter zum Tanz der Geschlechter*. Mann und Frau tanzen zusammen auf der Bühne des Lebens, wie Shakespeare es poetisch ausdrückt.

»Die ganze Welt ist Bühne. Und alle Frau'n und Männer bloße Spieler. Sie treten auf und gehen wieder ab.« (Aus: »Wie es Euch gefällt«.)

Keine Angst – die Männer müssen nicht tanzen, wenn sie nicht wollen. Ebenso wenig wie Frauen heute und in Zukunft etwas machen sollten, was sie nicht auch wollen. Vielmehr dient der Tanz hier nur als Bild für die mögliche Formation der Geschlechter in der neuen Partnerschaft.

> Stellen wir uns einen Tanzsaal vor, nehmen wir einen Ball, oder gehen wir gedanklich auf eines der semiprofessionellen TV-Tanzturniere. Wir sehen Frauen in Abendkleidern, geführt von Herren in schwarz und weiß, die die Frauen leiten, führen, halten, stützen, drehen, werfen, auffangen. Der Mann macht verlässliche Vorgaben, die Frau folgt, führt die angebotene Bewegung aus und beginnt mit einer akrobatischen Form, die er mit seiner Kraft und Technik ermöglicht. Zusammen wird das Tanzpaar getragen von der Musik, die ihm den Rhythmus und die Geschwindigkeit vorgibt, den Takt und die Struktur. Ein tanzendes Paar erschafft mehr, als die Summe seiner Teile erschaffen könnte, ein synergetisch gelungenes Etwas, das beide vereint und erfüllt zugleich – und die Umwelt zur Bewunderung hinreißt.

Und wie es ihr gefällt, von ihm geführt zu werden – wenn er es kann, und wenn er so führt, dass es ihr guttut. Meine These ist: Die souveräne Frau möchte von einem souveränen Mann geführt werden, aber sie zeigt ihm auch, wie sie es will. Er nimmt das Feedback an und erfährt ihren Respekt. Ihm fällt das leicht, und er hat Freude daran. So führt die kluge Frau *ihn* auf ihre Weise. Die Folge: Beide erfahren ihren einmaligen Rhythmus miteinander, womit sie eine ausgeglichene Partnerschaft führen können. So könnte man auch sagen, Partnerschaft heißt: Muster erkennen und diese synchronisieren.

Übertragbar ist dieses Muster ebenso auf den sexuellen Bereich. Auch hier kommt es auf ein gemeinsames kooperatives Zusammenspiel an. Ein beeindruckendes Lehrstück in improvisierter Synchronisation ist das Stück *Lily was here*, wo das Gitarrengenie Dave Stewart die Melodie vorgibt, die seine Bandpartnerin Candy Dulfer dann mit ihrem Saxophon echohaft nachspielt, bis sie sein System, seine Grundmelodie, seinen Rhythmus erkannt hat, sich einklinkt und anfängt zu improvisieren. Sie wird im Schonraum seines vorgegebenen Rahmens kreativ und fährt ihr Saxophonspiel zu artistischen Spitzenleistungen hoch, die dem Zuhörer Schauer über den Rücken laufen lassen. Oder aber – ohne Dave Stewart – die begnadete Saxophonistin als Protagonistin. Auch hier die gigantische Ereigniskette als Folge eines Mann-Frau-Spiels voller Nähe und Distanz, Harmonie und Eigensinn, erotischem Locken, gefundener Symphonie: Candy Dulfer nimmt sich einen Spitzen-Gitarristen, hakt sich bei ihm ein, unterwirft sich ihm spielerisch, um von ihm geführt zu werden. Angekommen in einer starken dynamischen Geborgenheit wird sie stark und nutzt diesen Rahmen.

Der Tanz war eine kluge kulturelle Erfindung: So konnte man sehen, wie der andere sich bewegt, wie er riecht, wie er sich anfasst, wie er einen berührt und wie er sich berühren lässt, wie er sich verwandelt oder verwandeln lässt, wenn es zur Begegnung kommt. Beim Tanzen also kann man sich und den anderen besser kennenlernen. Man erfährt aber auch, dass etwas zu zweit mehr Freude macht als allein.

Nicht umsonst empfahl Augustinus von Hippe den Tanz – und zwar aus mehreren Gründen: »*Ich lobe den Tanz, der alles for-*

dert und fördert – Gesundheit und Klarheit im Geist sowie eine beschwingte Seele. Tanzen verwandelt den Menschen, der ständig Gefahr läuft, ganz Hirn, Verstand und Wille zu werden. Der Tanz hingegen fordert den Menschen, der in seiner Mitte lebt und ankert. Der Tanz fordert den bereiten, den schwingenden, den ausgeglichenen Menschen, den Menschen im Gleichgewicht seiner Kräfte. O Mensch, lerne tanzen, sonst wissen die Engel im Himmel mit dir nichts anzufangen« (Tenzer 2011).

Erkenntnisse über das Tanzen

Warum sollen Paare tanzen, speziell Tango tanzen? Diese Frage beschäftigte die Psychologin Cynthia Quiroga Murcia nicht nur angesichts des Tanzkurs-Booms. Als Kolumbianerin war sie auch überrascht darüber, wie wenig Bedeutung dem Tanz in Deutschland als Freizeitunterhaltung zugeordnet wird.

In ihrer Dissertation hat sie drei Wirkungen, die beim Tanzen eintreten können, beschrieben, wobei sie mit dem Stresshormon Cortisol beginnt: »Erstens, die Reduktion des Cortisols im Blut ist vor allem der Musik zu verdanken. Zweitens, die Testosteronausschüttung hängt vor allem mit dem engen Kontakt und den fließenden Bewegungen mit dem Partner zusammen. Und drittens fallen die hormonellen und emotionalen Reaktionen am stärksten aus, wenn alle Faktoren zusammentreffen« (Tenzer, Psychologie Heute 2011).

Die Forscherin hebt den Tango als Meisterdisziplin hervor, um diese intensive nichtverbale Kommunikation zu spüren, die eine wechselseitige Beeinflussung der Kombination aus Sensibilität und Vertrauen einerseits und der improvisierten komplexen Figurenkombinationen andererseits erzeugt. Und das erzeugt bei den beiden tanzenden Partnern nachhaltige positive Gefühle.

Was Mann und Frau unbedingt wissen sollten

Androgynie und Polarität

Es gibt heute so viele Möglichkeiten für Mann und Frau, die optimale Form ihrer Beziehung zu wählen. Wie schon gesagt, müssen sie zunächst erst einmal wissen, was sie wollen. Das ist der Preis für die Freiheit: die Aufgabe, entscheiden zu müssen. Allein gelassen flieht der Einzelne hin zu natürlichen Maßstäben wie persönlichen Bedürfnissen oder der inneren Stimme. Dabei werden Geschlechtsunterschiede wieder als gegenseitige Bereicherung geschätzt. Die Bilder »Queen of the house« und »King of the road« sind nicht neu, sondern wieder aktuell.

Ohrenschmaus und Augenweide

Wie unsere optisch laute und pornografisierte Bilderwelt zeigt – man braucht nur einmal ganz harmlos in eine Tankstelle zu gehen und wird sofort ungefragt von bunten Busenfotos erschlagen, die früher verboten worden wären – ist der männliche Konsument ein *Augenwesen*. So gibt es für die Männer alles, vom *Playboy* über die nächtlichen Telefonsirenen im TV bis zu den pornografisch prallen Internet-Angeboten, was er vermeintlich sehen möchte: Augenweiden in Form von provozierenden Brüsten, nackten Frauenkörpern, sich aufreizend räkelndem Fleisch. Der Mann, der optische Genießer. Die Mode-Industrie freut es, und sie produziert immer ausgefeiltere Abendkleider, üppigere Dirndl oder raffiniertere Dessous. Womit die eigene Partnerin ihm eine große Freude machen würde, wäre sie denn bereit dazu, es anzuziehen, über ihren Schatten zu springen, sich nicht als Objekt degradiert zu sehen, sondern ihn einfach als Augenweide zu beglücken.

Das Pendant: Die Frau ist als *Ohrenwesen* mehr als er Genießerin von Operntenören, Schlagersängern, erotisierenden Stimmen männlicher Filmschauspieler. Die Stimme ist es, die sie betört. Und wenn er mir doch öfter sagen würde, dass er mich liebt, klagt sie gerne. Am liebsten bekäme sie es dreimal am Tag ins Ohr geflüstert. Wenn man *ihn* darauf anspricht, hört man gerne: Aber das weiß sie doch, deswegen habe ich sie doch geheiratet. So profan kann das Männergehirn gelegentlich antworten. Aber sie will es redundanterweise immer wieder hören. Als Bestätigung. Als Ohrenschmaus und immer wiederkehrenden Beweis dafür, was er für sie fühlt. Und wenn sie es dann ihrer besten Freundin erzählt, tut es nochmal gut. So einfach und unkompliziert könnten sich beide gegenseitig beglücken. Wenn sie es denn nur tun würden.

Teint versus Timbre

Die Attraktivität einer Frau beurteilen Männer anhand ihres Gesichts, umgekehrt achten Frauen auf seine Stimme. Zu diesem Ergebnis kamen Evolutionsbiologen und -psychologen durch eine Studie von über 100 Versuchspersonen (Mayer 2009).

Trotz vieler Unterschiede zwischen Mann und Frau ergibt sich Empathie dann, wenn man sich in den anderen einfühlen kann, indem man selbst seinen eigenen gegengeschlechtlichen Persönlichkeitsanteil zulässt.
Für die Mann-Frau-Beziehung heißt das Schlagwort *Androgynie* (von »andro« = männlich, »gyn« = weiblich). Androgynie entspricht dem Bild des ganzheitlichen Menschen, also des Mannes, der auch seine weibliche Seite, und der Frau, die auch ihre männliche Seite in sich erkennt, annimmt und zulässt. In diesem Fall braucht man auch nicht mehr gegen das andere Geschlecht zu kämpfen. Sowohl Frau als auch Mann besitzen einen neutralen androgynen und einen geschlechtstypischen Persönlichkeitsanteil. Die Motivationspsychologie sieht beim Menschen drei basale Grundbedürfnisse: *Autonomie, Kompetenz* und *Eingebundensein,* das sich fast liest wie eine Anleitung zur Partnerschaftsfähigkeit.
Wenn sich nun zwei Partner zu einem Team zusammenschließen, ist es optimal, wenn beide ihre unterschiedlichen Fähigkeiten miteinander kombinieren. Natürlich wird abwechselnd »geherrscht« und »gedient«, aber was zählt, ist die Kompetenz. Nicht Macht-Autorität, sondern Kompetenz Autorität gibt demjenigen die jeweilige Vormachtstellung, der auf dem entsprechenden Gebiet erfolgreicher ist. Die Natur macht es uns vor, denn nur auf diese Weise kann ein Kind entstehen. Es gibt nichts Stärkeres als ein gutes Paar. Getreu dem Motto, *das Ganze ist mehr als die Summe seiner Teile* (Aristoteles).

Beispiel

Was ist wertvoller, die Ackerkrume oder die Pflugschar? »Wahrscheinlich die Pflugschar«, sagt der, der vor einem ungepflügten Feld steht und arbeiten will. »Oder kann man mit einer Ackerkrume pflügen oder den Boden bebauen?« »Natürlich ist die Ackerkrume wertvoller«, sagt der Theoretiker, »die Pflugschar ist doch nur totes Material, ersetzbar. Aus der Ackerkrume aber wächst die Frucht, das Leben.«

Wieso fragt man sich oft, was wertvoller ist als das andere? Kommt das von unserem letztlich destruktiven Entweder-oder-Denken? Hier wird die Polarität deutlich. Und die Notwendigkeit, dass beide Seiten, »Ackerkrume und Pflugschar«, zueinander gehören: Das eine ohne das andere kann nichts erreichen.

Ich glaube, dass die Zeit reif ist für Synthesen, dass wir uns lösen müssen von Trends oder Definitionen wie »der Mann sei so« oder »die Frau sei so«. Wer mit offenen Augen durch die Welt geht, sieht: Viele Männer wie Frauen sind bereit, auf Augenhöhe konstruktiv ins Gespräch zu kommen. Sie wollen herausfinden: Inwiefern sind wir eigentlich so sehr unterschiedlich voneinander? Wie siehst du die Welt; wie sehe ich die Welt? Wie können wir die verschiedenen Sichtweisen dem anderen so vermitteln, dass es tatsächlich eine gegenseitige Bereicherung darstellt? In welchen Bereichen sind wir einander ähnlich, ja fast identisch, und wo sind wir verschieden voneinander?

Die Diskussion über die verschiedenen Erfahrungen macht die Partnerschaft würzig. Beide lernen, dem anderen sein subjektives Anders-Sein lassen zu können und zu akzeptieren, dass er ist, wie er ist.

Zur Beziehung von Schein und Sein

Soll man alles sagen, teilen, miteinander tun? Sicher nicht. Anziehung setzt gegenseitige Spannung voraus, und Spannung ist erst dann möglich, wenn ein gewisses Maß an Gegensätzlichkeit und Polarität, an Widersprüchlichkeit und Geheimnis vorhanden ist.

So ist ein Lächeln erotisch aufregender, wenn es aus einem Mund mit gesunden Zähnen kommt. Die Werbung für Herrenartikel zeigt Model-Hände und keine mütterlichen Hände. Es reizt erotisch, an seiner Seite einen Partner zu sehen, »den man gezähmt hat«, der potentiell unnahbar erscheint, seine »Krallen und seine Beißwerkzeuge« zeigt, aber nicht angreifen wird. Das gibt einem das Gefühl von Stärke und Dominanz, von Geliebt- und Beschützt-Werden.

Fragt man sich, welcher Flirt-Partner am meisten reizt, kommt man auf die folgende Antwort: Es ist der Geheimnisvolle und Unnahbare, der für alle anderen unerreichbar ist. Jemand, der sich nur für einen selbst interessiert und einem damit signalisiert, dass er die einmaligen Besonderheiten der eigenen Existenz, wie man sie subjektiv für sich empfindet, entdeckt hat und als solche zu schätzen vermag. Schein und Sein ist in der Natur nicht, wie einige Naturanhänger denken mögen, identisch. Es geht mir nicht um das Beklagen einer in der menschlichen Kultur so verbreiteten Doppelmoral, die sich in dieser Verlogenheit in der Natur nicht findet. Es geht mir darum aufzuzeigen, dass ein gewisses Maß an Unterschiedlichkeit von Schein und Sein die Effizienz der Natur tatsächlich stark erhöhen kann. Deutlich wird das zum Beispiel am Phänomen Mimikry: ein Lebewesen versucht zu vermeiden, als solches erkannt zu werden. Dieses Phänomen haben wir bei Pflanzen, die sich als Tiere tarnen ebenso wie bei Tieren, die sich als Pflanzen tarnen, oder bei den Tieren, die sich als anderes Tier tarnen.

Die zweite Art, wie die Natur zwischen Schein und Sein unterscheidet, bezieht sich nicht auf die Angst vor Feinden, sondern auf das Anlocken der Geschlechtspartner. Vor allem bei Vögeln können wir beobachten, dass sie sich aufplustern, um damit vorzugeben, stärker zu sein, als sie sind. Der Pfau z. B. schlägt bekanntlich sein Rad, dessen Federn aber interessanterweise auch nur auf der sichtbaren Seite gefärbt sind!

Die Natur spart wie der Kulissenmaler am Theater, der auch nur die für das Publikum sichtbaren Seiten bemalt. Natürlich könnte man einwenden, die Natur sei vollkommen unschuldig. Die Blumen würden sich nur deshalb so schön färben und nach oben recken, um von den Insekten durch die Farben auch entdeckt zu werden. Wissen wir, ob die Insekten nicht auch gerne zu den schönen Blumen fliegen? Woher soll es sonst kommen, dass die Blumen sich dahin entwickeln, dass sie auch dem menschlichen Auge gefallen? Sie wollen nur befruchtet werden, sagt der Biologe. Sie wollen gefallen, sagt der Dichter. Beide haben Recht. Wenn es um die Effizienz geht, ist beinahe alles erlaubt.

Was passiert im Laufe einer menschlichen Beziehung? Wenn jemand selbst keine Freude daran empfindet, seine Attraktivität zu entfalten und dies nur »für den Partner tut«, um ihn eventuell dadurch zu begeistern und einzufangen, oder wenn er es nur für den anderen tut, ohne selbst Gefallen daran zu finden, dann wird er genau das im Laufe der Beziehung auch wieder sein lassen. Denn er hat sein Ziel erreicht, ist nicht mehr allein, hat jemanden gefunden, der bei ihm lebt. Wenn diese neurotische Haltung tatsächlich dominierend war, wird genau das eintreten, was in so vielen Beziehungen zu beobachten ist: Der Partner lässt sich mehr oder weniger gehen; die übertriebene Ess- und Trinklust wird am Bauch sichtbar; er wird sein Stöhnen nicht mehr unterdrücken, wenn er aus dem Sessel aufsteht, sie hält es nicht mehr für nötig, die körperlichen Zeichen der Zeit durch Gymnastik und Körperpflege, durch Kleidung und Kosmetik auszugleichen.

Fallbeispiel

Eine Klientin, gebeutelt von energiezehrenden Symptomen, wollte nicht einsehen, dass sie selbst etwas falsch machte. Sie saß da und fand »die Schuld bei allen anderen«, »vor allem bei ihm«. Während sie sprach, zupfte sie an ihrer Handtasche, strich sich den Rock glatt oder schnippte einen letzten Fussel von ihrer Kleidung. Damit signalisierte sie eindeutig, dass sie frei von Makel gesehen werden wollte, stets peinlichst darauf achtete, korrekt und sauber zu sein. Das heißt: An ihr »konnte es nicht liegen«, sie machte ja alles »richtig«.

Was die Klientin übersah: Wir brauchen neben dem Tun auch das Lassen. Um am Tag aktiv sein zu können, brauchen wir nachts einen guten erholsamen Schlaf. Um in Dialog treten zu können, müssen wir auch schweigen und zuhören. Das Richtige zu tun, kann sich immer nur auf einen selbst beziehen, denn der andere meint auch, es richtig zu machen, obwohl sein Handeln vollkommen anders aussehen kann. Ich wollte ihr auf eine möglichst wenig kränkende Weise zeigen, dass ihr Schatten, ihre Negativseite zu ihr gehört wie zu jedem lebendigen Menschen. Auch sie atmet verbrauchte Luft aus, nachdem sie aus der frischen Luft den Sauerstoff gewonnen hat. Auch sie isst und scheidet überflüssige Stoffwechselprodukte wieder aus.

Ich bat sie, sie möge sich vorstellen, unter dem Skalpell eines Chirurgen zu liegen, der für eine Notoperation ihre Bauchdecke öffnen muss und in ihren Gedärmen Kot vorfindet. Sie wurde verlegen. Ich sagte ihr, dass sie jetzt genau den Punkt erreicht hätte, den sie immer vermieden hatte. Sie möge sich einmal mit dem Gedanken vertraut machen, dass sie zwar hinter dem Ohr nach dem Parfüm, unter den Achseln nach diesem Spray und in ihrem übergepflegten Intimbereich nach jenem Spray riechen würde, sie aber könnte nichts daran ändern, dass sie in jedem Augenblick ihres Lebens im Darm übelriechenden Stuhl mit sich herumtrage. Wenn das nicht so wäre, wäre sie tot, denn Stoffwechsel ist das Kennzeichen für einen lebenden Organismus.

Wie sie mir später gestand, wurde meine etwas drastische Darstellung für sie zu einer Art Schlüsseleinsicht. Im Laufe der nächsten Sitzung wurde ihr klar, weshalb sie in Situationen mit Mitarbeitern oder Partnern immer wieder an den gleichen Stellen Schwierigkeiten hatte, wenn sie einfach nicht zulassen wollte, dass jedes Ding einen Schatten wirft, oder anders gesagt, dass Sein und Schein zusammengehören. Selbstverständlich ist das Wohlriechende dem Übelriechenden vorzuziehen, doch beides gehört zum Leben.

Und auch dieses beginnt mit der Selbstakzeptanz: Wenn man sich selbst gefallen kann, wird man mehr Selbstvertrauen ausstrahlen und damit erfolgreicher sein. Wenn andere einen so mögen, wie man ist, wird man daraus Energie tanken, Wärme beziehen, Lebensfreude teilen – ein Regelkreis mit dem natürlichen Ziel, gegenseitigen Austausch möglichst effizient zu gestalten. Es ist erstaunlich: Obwohl die Menschen mehr denn je Geld, Mühe und Zeit investieren, eine positive Wirkung zu erzielen, weckt derjenige Mensch am meisten Sympathie, der natürlich wirkt. Natürlich sein heißt, sich a) zum neutralen Menschen und b) zu seiner Geschlechtsrolle zu bekennen. Da gibt es die Untertreibung: Eine Frau sieht sich zum Beispiel nur als Mensch, verleugnet ihren weiblichen Anteil, kleidet sich unauffällig, wird im Extremfall magersüchtig, um dadurch die Rückbildung der typisch weiblichen Körperformen zu erzeugen – und wird von der Konfrontation mit dem Andersgeschlechtlichen scheinbar verschont.

Da gibt es die Übertreibung: Zum Beispiel den aggressiven Macho, den Mann, der statt Gefühlen nur ein Pokerface zeigt, der eher zuschlägt als streichelt, einen Killer-Blick aufsetzt und kein Mitleid kennt. Seine Verleugnung des eigenen weiblichen Anteils führt dazu, dass er sich mit extrem einseitig weiblichen Frauen umgibt, die ihn im Kontrast zu sich als eindeutig männlich erscheinen lassen.

Das Ziel ist auch hier wieder die goldene Mitte, die vorhandenen Unterschiede zwischen Mann und Frau als solche zu schätzen, sie nicht zu verleugnen und sie nicht überzubewerten. Die Grundlage dafür ist, den gegengeschlechtlichen Anteil in sich selbst zu entdecken, anzunehmen und zu kultivieren. Ab jetzt schwindet die reflexhafte Ablehnung wegen Andersartigkeit. Und so ist auch jetzt erst Empathie wirklich möglich: *Wäre nicht das Auge sonnengleich, es könnte die Sonne nicht erblicken*, dichtete Goethe.

Die neue Frau – der neue Mann

Betrachten wir die Entwicklung des Menschen, so kann man von drei Geburten sprechen.

Die erste ist ein für uns weitgehend passiver Akt, dem wir ausgeliefert sind: die biologische Geburt. Sie erzeugt wohl die größte Angst in unserem irdischen Dasein, geht es bei dieser »Vertreibung aus dem Paradies« doch tatsächlich um Leben oder Tod. Wir wissen es nicht, haben keine Ahnung vom Leben außerhalb der Mutter, spüren nur den Verlust des Bisherigen, Vertrauten, warmen, geschützten Versorgungsstatus.

Angst, von lateinisch *angustia*, die Enge, ist das alles überflutende Gefühl, schwankend zwischen Schock und Verwunderung, ein hilfloses Ausgeliefertsein an einen revolutionären Vorgang, der das Ende der Unschuld und den Start in das Leben auf dieser Welt kennzeichnet. Von nun an wird eigenständig geatmet, gegessen, getrunken, verdaut und gelernt. Wir bekommen einen Namen und werden in einigen Jahren ein Selbstbewusstsein entwickeln, zwischen der Welt und uns unterscheiden können und nach einer längeren Weile eine Position im Leben haben.

Die von mir genannte dritte Geburt ist der Start einer sozialen Positionierung in diesem Leben. Man hat eine Ausbildung hinter sich, einen Beruf ergriffen, eine Position erklommen, privat eine Wohnung, einen Partner, Kinder, Hund, Hobbys, Nachbarn, einen Ruf bzw. ein Image, man könnte beschrieben werden durch äußere Kennzeichen wie Wohnlage und -stil, sozialer Status, intellektuelles Niveau, Modestil, Sportarten, Fremdsprachen, Art des Freundeskreises etc.

Übersprungen habe ich ganz bewusst die zweite, die psychische Geburt. Zwischen der ersten und der dritten, der sozialen Geburt, liegt der Übergang zwischen Kind und Erwachsenem, die Ablösung der Kindheit durch die Pubertät zu einer Entwicklung der eigenständigen Persönlichkeit. Ist die Pubertät noch gekennzeichnet von einer Anti-Haltung – man ist »dagegen«, macht etwas »trotzdem« und »bloß nicht so, wie die Alten« – so ermöglicht die psychische Geburt dialektisch gesehen die Synthese.

War die Phase bis zur Pubertät ein eher imitationsgeleitetes Nachleben der Eltern und anderer Erwachsener oder auch älterer Kinder und Jugendlicher, ist die Pubertät die oft für alle als Leidenszeit empfundene Phase der Antithese zum Bisherigen. Das Verweigern, der Protest, die Rebellion, die Abgrenzung stehen auf der Fahne des halbstarken Teenagers. Wenn wir einen Pubertierenden fragen, was er will, kann er ziemlich genervt, nervend, aber auch ausführlich erzählen, was er nicht will. Wissenschaftliche Studien zeigen, dass der pubertierende Jugendliche nicht nur anstrengend ist für die nähere Umwelt und darüber hinaus, sondern auch unter sich selbst leidet. Das kennt man auch aus depressiven Berichten oder Gedichten und lässt sich ableiten aus der erschreckend hohen Zahl an jugendlichen Selbstmorden, der zweithäufigsten Todesart von Jugendlichen (Bojack 2011).

Die Pubertät mit ihren anstrengenden kommunikativen Auswüchsen wird von den Eltern meist am mühsamsten erlebt, was auch wieder sein Gutes hat: »Ich bin ja nur froh, wenn er/sie endlich auszieht, diese laute Musik, der Lärm mit den Freunden, der muffelige Ton, das Chaos im Kinderzimmer, das ist ja auf Dauer nicht auszuhalten.« Und so gelingt die Ablösung leichter, die Eltern können eher loslassen und dem nun beinahe erwachsenen Kind den Freiraum einräumen, den es braucht, um sich selbstständig zu entwickeln. Es kann wie ein Falter die Flügel ausbreiten und ein eigenes Selbst werden und dann »sein«. Die zweite Geburt als Selbstwerdung und Selbstsein – C. G. Jung sprach hier von »Individuation«, er nannte sie auch »Verselbstung« bzw. »Selbstverwirklichung« (Jung 1933).

Als Erwachsener wiederholt man diese drei klassischen Entwicklungsphasen – kindlich angepasst, pubertär protestierend, erwachsen souverän – mehrfach: Ist der Erwachsene auf einer Stufe allerdings etabliert, droht Erstarrung. Will er sich verändern, psychisch reifen, geht das nicht direkt, sondern nur mittelbar über das Ausloten des Gegenteils. Sozusagen wie beim Billard das Spiel über eine Bande, wie eine Impfung, die künstlich eine leichte Krankheit erzeugt, um einer schweren vorzubeugen. Oder wie ein Ausreizen der alternativen bis entgegengesetzten Möglichkeiten, um am Ende in der goldenen Mitte zu landen.

Die drei Entwicklungsphasen Erwachsener nach Friedrich Nietzsche

Phase 1 (frustriert):

»Besser verehren (und gehorchen und *lernen*) als irgend Einer.

Alles Verehrenswerthe in sich sammeln und miteinander kämpfen lassen.
Alles Schwere tragen.«

Phase 2 (im Protest):
»Das verehrende Herz zerbrechen, (als man am *festesten gebunden ist.*)
Der freie Geist.
Unabhängigkeit. Zeit der Wüste.
Kritik alles Verehrten (Idealisierung des Unverehrten),
Versuch umgekehrter Schätzungen.«

Phase 3 (frei):
»Große Entscheidung, ob tauglich zur positiven Stellung, zum Bejahen.
Kein Gott, kein Mensch mehr *über* mir!
Der große Instinkt des Schaffenden, der weiß, *wo* er die Hand anlegt.
Die große Verantwortung und die Unschuld.
Um Freude irgendworan zu haben, muss man *Alles* gutheißen. Sich das Recht geben zum Handeln.«

Nun ist es pikanterweise so, dass einige Menschen konstant auf einer der beiden ersten Entwicklungs-Stufen stehenbleiben, also beim unreifen Angepassten oder beim unreifen gezielt Unangepassten. Beide sind abhängig von äußeren Vorgaben, der eine positiver, der andere negativer, keiner von beiden ist aber frei und autonom als Persönlichkeit. Der Volksmund nennt die Persönlichkeitstypen in Phase 1 klischeehaft »Spießer«, »Muttityp« oder »Softie«. Der Typus der zweiten Stufe wird tituliert als »Emanze«, »Macho« oder »Spätpubertierender«. Erst der dritte Typ landet für eine Weile oder auch für länger auf der Ebene der Souveränität. Da erst ist er wirklich partnerschaftsfähig. Das heißt, zwei Partner auf diesem Niveau können das scheinbar schwer zu vereinbarende, aber letztlich einzig tragfähige Partnerschaftsmuster leben: Hingabe ohne Aufgabe, sich einlassen in ein Wir, aber sich selbst dabei treu bleiben.

Doch selbst der souveräne Mensch trägt die historisch durchlaufenen Phasen noch in sich. Sie sind zwar in ihrer Wirkung untergeordnet, können aber bei bestimmten Provokationen wieder zum Vorschein kommen und sein Verhalten steuern.

Auch die Partnerschaftsfähigkeit ist abhängig von der persönlichen Reife. Und die Situation des Paares spiegelt meist den dialektischen Reifezustand der beteiligten Partner wider. In diesem Zusammenhang interessieren uns natürlich die konkreten Ausformungen der drei Entwicklungsstufen bei Männern und Frauen. Sie manifestieren sich in jeweils drei verschiedenen Frauen- und Männer-Typen.

Die Konservative

Sie folgt dem anerzogenen Auftrag, dem Mann zu assistieren, ihm bei seinem Erfolg behilflich zu sein, ihm das Gefühl von Stärke zu geben, auch indem sie sich selbst zurücknimmt, ihm den Rücken freihält. So ermöglicht und unterstützt sie seine Karriere, von der beide, von der die ganze Familie gut lebt (Friesen 2006).

Erstaunlicherweise finden wir diesen Typus Frau im Jahr 2011 wieder als Elizabeth in Charlotte Roches postfeministischem Roman »Schoßgebete«, die anstrebt, dass Millionen lesen, wie sie es genießt, ihren Mann zu »bedienen«. Jeder Zeitgeist outet sich durch seine Kultur. Wenn diese schräg ist, dann ist es der Zeitgeist offenbar auch. Wo will sich die Rolle der Frau hinentwickeln? Nun, wir haben ja nicht ausschließlich Konservative. Entwicklungsgeschichtlich gesehen folgt im Verlauf der persönlichen Reifung die Rebellische.

Die Rebellische

Dieser Frauentyp ist die frauenrechtsorientierte bis überemanzipierte Kämpferin, die sich vehement bis aggressiv für ihre Rechte und Möglichkeiten einsetzt. In ihrer Ausformung gelegentlich medienspektakulär auffallend als rebellisch engagierte Frauenrechtlerin oder destruktive Emanze. Kennzeichen: gegen bzw. dagegen. Man könnte hier auch von einem Fluch sprechen. Denn sowohl für sie als auch für ihn ist ihre Lebenshaltung häufig ein markantes Problem. Für sie, weil sie aus der angepassten Abhängigkeit nun in die kämpferische Abhängigkeit geraten ist. Sie ist insofern nicht frei, weil sie jetzt den Spieß umgedreht hat und, statt vermeintlich oder real unterjocht zu werden, den Mann bekämpft, sich von ihm abgrenzt und ihn aktiv entwertet oder passiv verachtet. Und ein Fluch für ihn, weil sie ihn als Gegner und Feind sieht und auch so behandelt. Mythologisch entspricht sie Lilith, der ersten Frau Adams im Paradies.

Das Paradies auf Erden?

»Die kanadische Feministin Donna Laframboise verglich 1996 in ihrem Buch »The Princess at the Window« den momentanen Zustand der Frauenbewegung mit der historischen Phase, als die Ideen des Marxismus und des Kommunismus die sowjetische Revolution ins Leben riefen. Damals wie heute glaubten Theoretiker(innen), ein Paradies auf Erden schaffen zu können, sie glaubten, die einzigen zu sein, die den Weg dazu kannten, und sie hielten ihr Ziel für so großartig, dass jeglicher Schaden, den sie auf dem Weg dorthin anrichteten, unwichtig und zu vernachlässigen wäre.

Damals wie heute wurden Abtrünnige und Kritiker der Bewegung als reaktionäre Feinde des Fortschritts beschimpft, eine abweichende Meinung war nicht gestattet. Die sowjetische Revolution endete mit Millionen verhungernder Bauern und Arbeitslagern für den Widerstand« (Kuhla 2011).

Wie eine Pubertierende, die ihre wohlwollenden Eltern hasst, weil sie fälschlicherweise die frustrierenden Begrenzungen, die die Welt für sie bereithält, als Bösartigkeiten ihrer Eltern interpretiert, geht die Rebellische auch als erwachsene Frau durchs Leben. Sobald sie ihre spätpubertäre Phase überwindet – viele bleiben hier ein Leben lang stecken – mutiert sie zur reifen Erwachsenen mit der Chance, sich zur souveränen Partnerin zu entwickeln.

Die Souveräne

Auf der dritten Entwicklungsstufe finden wir diesen Frauentyp, der sich bereits jenseits der Emanzipation bewegt. Diese Frau ist frei von Ideologie. Souverän und kooperationsorientiert lebt sie selbstverständlich auf Augenhöhe mit dem Mann. Sie will nicht geführt werden, auch nicht selbst führen, sondern ihren Beitrag leisten, gemeinsam die Partnerschaft zu führen.

In Befragungen solcher Frauen kommt als Tenor die Tendenz zum Vorschein, dass sie sich tagsüber einen respektablen und respektvollen Mann wünschen, nachts aber gerne den mutigen Macho im Bett genießen, bei dem die Frau es wagen kann, ihre Rolle als leidenschaftliche Liebhaberin zu leben, ohne den Mann zu verschrecken. Sie wird in der Gesellschaft gern als Dame behandelt, gern auch einmal chauffiert, obwohl sie selbst gut Auto fährt. Sie liebt es, ausgeführt und stilvoll zum Essen eingeladen zu werden, obwohl sie alles selbst bezahlen könnte. Ihren Partner zu verwöhnen, tangiert ihr Selbstwertgefühl nicht, sie weiß, dass ihr Partner ihr Respekt entgegenbringt. Denn sie kann mit ihren und seinen Möglichkeiten spielen.

Sie nutzt die Erkenntnis, dass wirkliche Intelligenz darin besteht, zwischen wichtig und unwichtig unterscheiden zu können. Dass eine starke Persönlichkeit keinen Sprung bekommt, wenn man mal in eine andere Rolle schlüpft, situationsbezogen flexibel sein kann. Die Linie gilt. Und diese Linie ist stark, jenseits von Rebellion, denn das wäre ja nur eine umgekehrte Abhängigkeit. Sie agiert mehr als dass sie reagiert. Sie redet nicht über die Dinge, sondern sie handelt, sie setzt sich mehr für das Positive ein, als sich spießig zu entrüsten und nichts zu tun für die Änderung der Verhältnisse, deren Missstand sie beklagt. Eine Heldin im Stillen oder auch im Lauten, im Kleinen oder im Großen. Das Ergebnis zählt. Ein Ergebnis, wie sie es als Vision verfolgt hatte, das allerdings nicht auf Kosten des Mannes geht. Denn der Mann ist nicht Gegner, sondern Teampartner, mit ihm will sie – wie gesagt – die Möglichkeiten nutzen.

Dank einer richtig verstandenen Emanzipation interagieren beide Geschlechter naturgemäß auf Augenhöhe. Voller Respekt für die Ähnlichkeiten und für die Unterschiede der Geschlechter und der Persönlichkeiten beider Partner.

Beispiel

Ich kenne eine Reihe sehr emanzipierter Frauen, Chefredakteurinnen, Anwältinnen, Ärztinnen mit eigener florierender Praxis, die beinahe alle, wenn sie ins Restaurant eingeladen werden, folgende Szene enorm lieben: Ihr Begleiter, der sowohl ihren Geschmack als auch die Spezialitäten des Hauses kennt, sagt ihr charmant gleich zu Beginn am Tisch: »Du brauchst die Speisekarte gar nicht aufzuschlagen. Wenn du willst, bestelle ich für dich; ich weiß, hier gibt es etwas, das dir sicher besonders gut schmecken wird.« Diese Frauen fühlen sich dadurch nicht bevormundet, im Gegenteil. In ihrer professionellen Rolle permanent gefordert, fühlen sie sich angenehm verwöhnt, geborgen und befreit davon, auch noch in ihrer Freizeit Entscheidungen fällen zu müssen. Sie genießen diese Versorgung genauso wie damals ihre Mutter oder Großmütter, die im Urlaub alle drei Mahlzeiten serviert plus abserviert bekamen, was sie von zuhause nicht kannten. Da unterscheiden sich die Generationen nicht wirklich. Und dennoch ist es kein Rückschritt dieser modernen Frauen, die in ihrem Beruf höchst verantwortliche Leistungen vollbringen. Sie sind so souverän, dass sie aus dem Verwöhnen keine Abwertung ableiten. Die leichte, spielerische Form einer wertschätzenden Kommunikations-Kultur, mit der sich beide gut fühlen können.

Der Angepasste

Der Mann auf der ersten Entwicklungsstufe wurde von Anfang an von den Müttern seiner Partnerin bzw. Schwiegermüttern präferiert, ja mehr gewünscht, als von der Angebeteten selbst. Die fand ihn stets etwas langweilig oder spießig, erkannte seine Qualitäten aber spätestens dann, als sie an Heirat, Kinder und Versorgung dachte. Beruflich ist er Beamter oder in einer festen Anstellung. Seine Lebensführung könnte man als moderat beschreiben. So, wie er mit Geld umgeht, wie er sich gibt und kleidet, so ist er auch äußerlich relativ rasch erkennbar. Und er findet unter Gleichgesinnten Anschluss, wobei sie sich nonverbal gegenseitig in der Richtigkeit ihrer Haltung bestärken. Allerdings übersieht dieser Männer-Typ die Notwendigkeit der Wandlung. Nicht nur, weil es sie gibt, sondern weil sie ihn täglich damit konfrontiert, dass Wandlung das Kennzeichen des Lebens darstellt.

Der ewig Pubertierende

Männer auf dieser Entwicklungsstufe treten als Anarchisten in Erscheinung oder fallen zumindest mit einer protestierenden oder ignorierenden Haltung gegenüber konventionellen Regeln der Gesellschaft auf. Sie galten bereits in der Schule als »tolle Hechte«. Zahllose gebrochene Herzen pflastern ihren Lebensweg. Liebesbriefe und unzählige unaufgeforderte SMS oder E-Mails sind ihr Alltag. Von allen begehrt, aber durch die Fülle an verführerischer Auswahl eher bindungsfern. Und wenn es doch zur Bindung kommt, sind Seitensprünge vorprogrammiert, die diesen spätpubertären Rebellen meist noch verziehen werden. Dieser Typ Mann ist jemand, der Frauen nicht glücklich macht und ein Pendant zu der oben genannten Rebellin, wenn auch natürlich nicht so raffiniert.

Der reife Mann

Der erwachsen Souveräne, das ist der eigentliche Held von heute. Aber er lässt es sich nicht anmerken. Er hat die beiden anderen Phasen natürlich auch durchlaufen. Je ausgeprägter und intensiver, umso besser für heute. Er ist weniger gefährdet, im Erwachsenenalter etwas nachholen zu müssen. Aber er kann sich noch gut an früher erinnern und selbst heute noch in bewusst dafür vorgesehenen Zeitfenstern darauf zurückgreifen. Und so sieht man ihn beim Kindergeburtstag auch mal auf allen Vieren am Boden das Pferd spielen, das die Kleinen reiten dürfen. Doch samstags oder im Urlaub wird wild gelebt, als wäre man nochmal 18.

»Ja, der wär's«, schwärmen viele Frauen, wenn sie ihn auf den zweiten Blick auch als charmanten und verständnisvollen Liebhaber, verantwortungsvollen Vater und beruflich erfolgsorientierten Profi erleben.
Dieser reife, souveräne Typus wird gerne als »der neue Mann« beschrieben. Und dennoch ist er historisch gesehen gar nicht so neu. Das meint zumindest der Theologe und Philosoph Franz Alt, der in der Figur »Jesus« den ersten neuen Mann entdeckte: »Ich nenne Jesus den ersten neuen Mann, weil er erstmalig und einmalig Männliches und Weibliches integrierte und lebte. In der Schule von Frauen und Kindern hat Jesus eine kinderleichte Theologie gelernt und dann gelehrt, die das Gegenteil dessen ist was das Christentum bis heute war. Der wirkliche Jesus ist der exemplarische Mensch, der uns einen Weg zu unserem Selbst zeigt, einen Weg aus unseren persönlichen Sackgassen« (Alt 1989).
Diese Spezies ist jedoch nicht weit verbreitet. Die wenigen Exemplare sind also rasch vergeben. Und was die gebundenen unter ihnen angeht, kann man sie, nachdem sie dazu neigen, treu zu sein, auch nur sehr zäh »abwerben«. Doch ihre Haltung steckt an. Auch Freunde, Nachbarn, Kollegen etc., gerade weil die Frauen so sehr von ihm schwärmen, dass sich männliche Betrachter nicht selten fragen: Was hat der, was ich nicht habe? Und da wird offensichtlich, was heute und in Zukunft zählt: Ein Verhältnis der Geschlechter, das von Respekt, Empathie und Toleranz geprägt ist. Eine Kommunikation, die jedem sein Eigenleben lässt und dennoch mehr aus dem anderen macht, eine Interaktion, die synergetisch hochgradig zur Realisierung der gemeinsamen Visionen mobilisiert.

Dieser Typ Mann wie auch die o. g. »Souveräne« gelten als innengeleitet statt außengeleitet. Sie leben internal statt external, so nennt das die Psychologie.

Fallbeispiel: Reifung durch eine »Domina«

Nach außen hin schien alles in Ordnung. Doch er hatte eine Freundin, nach zwölf Jahren Ehe. Wie konnte das passieren? Sie hatten doch alles. In der Paarberatung betonte er, dass er darüber selbst verwundert sei.

Dabei hatte er mit seiner Freundin nicht einmal Sex. Im Vordergrund standen Gespräche, Zuhören, Nähe, Gleichklang, Leichtigkeit und Humor. Sie gab ihm das Gefühl, wichtig zu sein, helfen zu können, bewundert, gelobt zu werden etc., was er als »einfach schön« empfand.

In einem Einzelgespräch erfuhr ich von ihm, dass es sich tatsächlich um zwei völlig verschiedene Arten von Beziehung handelte. In seinen Augen war es kein Betrug, er nehme seiner Frau nichts weg, betonte er. Das sah seine Frau ganz anders. Gefühle, Gedanken und Zeit nehme er ihr weg, indem er sie mit der anderen teilte und nicht mit ihr. Sie habe versucht, ihm die ganzen Jahre den Rücken frei zu halten, ihn nicht zu belasten, sondern eigenständig zu bewältigen, was ihr möglich war. Und nun kam da eine Fremde, die seine ganze Sorge und Zuwendung erhielt, weil sie »auf hilfloses Weibchen macht«, wie sie es ausdrückte.

Bei meiner Analyse musste ich die Frau aufklären, was unbewusst hinter seinem Verhalten steckte: Es war im Wesentlichen die Exkulpation von Verantwortung, denn die neue Frau lieferte ihm täglich die Chance, zum Helden zu werden. Er half ihr bei Behörden-

problemen, bei heiklen Korrespondenzen und Verhandlungen. Zudem musste er sie finanziell retten, und das nicht mal mit kleinen Summen. Natürlich »musste« er all dies objektiv nicht. Er war lediglich in den Sog einer raffinierten Frau geraten, die ihn zeitlich, energetisch und finanziell ausnahm.

Warum klammerte sich der Mann so an diese Frau? Er benahm sich, als sei er – fast hypnotisch – ferngesteuert von ihr. Im Laufe mehrerer Sitzungen erklärte ich der Ehefrau den Mechanismus. Hier lief ein unbewusstes Muster ab: Es war die Befreiung von einer Selbst-Verantwortung. Weil sie ihn so auf Trab hielt, war er so damit beschäftigt, ihre Wünsche emsig zu erfüllen, dass er ganz vergaß, was er eigentlich wollte, wo sein Platz eigentlich war. Die Freundin hatte da angedockt, wo früher eine überstarke Mutter stand, die ihm gesagt hatte, was er zu tun hatte, um ein guter Sohn zu sein.

Dieses Muster hatte seine Ehefrau indes nie bedient. Sie hatte ihn vielmehr immer als erwachsenen und autonomen Menschen behandelt und gesehen. Die Freundin allerdings nutzte die unreife neurotische Kerbe aus – und er funktionierte wie der Hase vor der Schlange.

Mein Anliegen war, dass er – allein und mit ihr gemeinsam – an der Auflösung seiner Kompensation arbeitete. Doch dazu musste er motiviert werden. Er brauchte die Vision, Ähnliches mit seiner Frau zu erleben. Ich benutzte ein Bild, das die Ehefrau überzeugen sollte: Ihr Mann habe eine Art Domina gefunden, die ihm Opfer abverlangt und ihn für sein artiges Verhalten lobt. Da meinte sie, mit einer Art Rollenspiel könnte sie diese Funktion auch erfüllen: »Ja wenn er wirklich so was braucht, der kann schon zum Früh-

stück eine Schelle (Ohrfeige) haben.« Ganz so hatte ich das natürlich nicht gemeint, es zeigt zwar ihre verständliche Aggression ihm gegenüber, wäre aber nur vordergründig und nicht zielführend. Sie verstand, dass auf Dauer keine Reifung bei ihm erreicht würde, wenn sie seine infantilen Bedürfnisse auf der Symptom-Ebene bediente.

Die starke Liebe zueinander, ihre Geduld und Gesprächsbereitschaft sowie das Bemühen, die Ehe zu retten, führten dazu, dass das Paar wieder zueinander fand.

Er vermutete, dass er mit einer ganzen Beziehung auf Dauer glücklicher würde als mit zwei unvollständigen, und beendete im ersten Schritt die Außenbeziehung. Seine erwachsene Seite hatte erkannt, wie unfair es seiner eher sparsamen Ehefrau gegenüber war, wenn er der Freundin einfach Geld überwies, nur weil sie vorgab, es dringend zu brauchen.

Dieser erste Schritt hatte seine Frau wiederum ermutigt, ihm zu helfen. Selbst wenn die Hilfe darin bestand, nichts Bestimmtes zu tun oder zu sagen, was diese Thematik betraf. Er erkannte von Tag zu Tag mehr, worum es ihm und auch beiden gleichermaßen ging. Er richtete seine Kreativität und Fantasie immer mehr auf ihre gemeinsame Zukunft aus, sie bediente hin und wieder seine Lust am Helfen und Retten, lobte und liebte ihn dafür. Ich konnte beobachten, wie er zunehmend an Souveränität gewann. Sogar seine Stimme wurde kräftiger. Auf seine eher schlechte Körperhaltung hatte ich ihn schon hingewiesen; er achtete konsequent darauf, eine aufrechtere, stolzere Haltung einzunehmen, um sie habituell als neues Identitäts-Symbol zu etablieren.

Beide waren am Ende froh darüber, vieles erkannt zu haben. Und froh, dass der Erkenntnis-Umweg relativ wenig Scherben mit sich gebracht hatte. Natürlich hat das Abenteuer Schmerz und Scham, Traurigkeit und Geld gekostet. Aber das Paar hatte eine völlig neue Ebene von Partnerschaft erschlossen, für die beide, insbesondere er, ein ganzes Stück persönlich gereift waren.

Zur Position der Freiheit

Man fragt sich, warum der Mensch die heutigen Möglichkeiten der Freiheit nicht mehr genießt. Partnerschaft so frei und glücklich zu leben, wie es noch nie der Fall war. »Werde, der Du bist«, hatte Nietzsche einst gefordert. In der Beziehung wäre der Freiraum dafür heute gegeben. Ja, wir sind sogar »zur Freiheit verurteilt«, beklagte einst Sartre, wo er die Eigenverantwortung mehr als Belastung denn als Glücksquelle sah.
Das ist aktuell auch der Gedanke des französischen Soziologen Ehrenberg, der darin sogar die Ursache für partnerschaftsbelastende Depression in der heutigen Zeit sieht: »Die Depression zeigt uns die aktuelle Erfahrung der Person, denn sie ist die Krankheit einer Gesellschaft, deren Verhaltensnormen nicht mehr auf Schuld und Disziplin gründen, sondern auf Verantwortung und Initiative.« Die Folge sei eine »Erschöpfung davon, man selbst zu sein«(Ehrenberg 2008). An anderer Stelle schreibt er in seinem Buch »Das erschöpfte Selbst«: »Die Depression ist ein Laboratorium für die Ambivalenz einer Gesellschaft, in der der Massenmensch sein eigener Souverän sein

soll.« Nun, er darf es sein. Er ist Anfänger in dieser Disziplin, also darf er auch die Fehler machen, die zur Anfänger- und Pionier-Position dazugehören. Vielleicht ist dann die Depression – meist ein temporäres, also zeitlich begrenztes Phänomen, wodurch der Mensch gezwungen ist, die Zeit zu nutzen, nach innen zu schauen, aufzuräumen, zu reifen – als *Wachstumsschmerz* zu betrachten, der zum Erklimmen einer reiferen Lebensstufe erforderlich war?

Der Rahmen für eine gemeinsame Vision

Die drei essentiellen Elemente einer dynamischen Struktur von Partnerschaft sind: die Gemeinsamkeit, die äußeren Klammern und die Vision.

Kommen wir zum ersten Element, zur Gemeinsamkeit. Dass ein Paar zusammengehört, manifestieren die zwei zueinander.

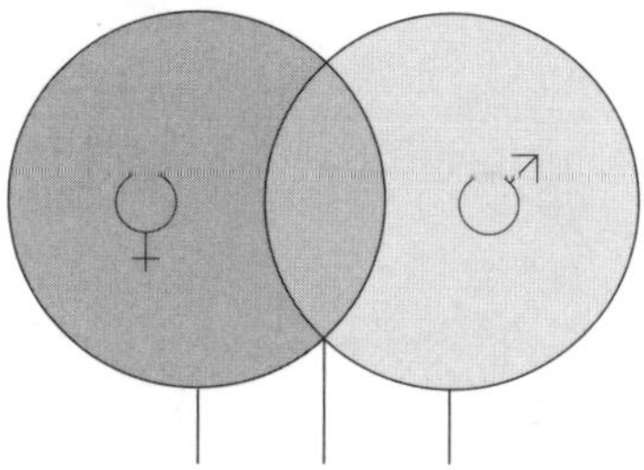

Das Drei-Kontenmodell veranschaulicht das Gemeinsame eines Paares.

Durch die Verbindung der obigen Kreise entsteht eine Schnittmenge. Dieser Bereich steht für das Gemeinsame, das die zwei Einzelwesen, die ein Paar sind, erzeugen. Das ist das gemeinschaftliche Konto, das sozusagen als »Haushaltskonto« geführt wird. Doch es geht bei dem Bild bei weitem nicht nur um eine finanzielle Verteilung, sondern auch um die Verteilung der Zeit, die dem Paar zur Verfügung steht. Oder um die Interessen, die mal allein und mal gemeinsam gelebt werden. Der Bereich kann zudem für geteilte Emotionen und gemeinsame Werte oder für verbindende Aktivitäten u. v. m. stehen.

Übrig bleiben zwei eingeschränkte Bereiche außerhalb. Auf diese Konten zahlt das Paar die Zeit ein, die es vollkommen

»egozentrisch« im Schlaf verbringt – immerhin ein Drittel unseres Lebens. Dazu hat jeder Alltagsverrichtungen oder eine Arbeit, darüber hinaus eigene Kontakte und Interessen, persönliche und intime Gedanken und Gefühle, die er nicht mit dem Partner teilt. Und auch nicht teilen sollte, wenn ihm dieses nicht Bedürfnis ist.

Beispiel: Ein Abend für mich, ein Abend für uns

Unsere Kultur macht es uns leicht, eine gewisse Struktur im Ablauf des Lebens zu erkennen und zu leben. Wir haben Ferien, Feiertage, und die unterschieden in Werktage und Wochenende.

Wie diese mit Leben zu füllen sind, bleibt selbstverständlich jedem einzelnen Paar überlassen. Doch haben sich in meiner Praxis zwei Besonderheiten bewährt. Einen Abend definieren viele Paare als ihren »gemeinsamen Abend«, an dem sie gezielt etwas unternehmen und sich als Paar zelebrieren, aber auch über ihre großen und kleinen Bedürfnisse, Ängste und Sehnsüchte sprechen, eben über das, »was sie am meisten bewegt«, wofür im meist von Sachzwängen gesteuerten Alltag kaum Zeit bleibt, keine Muße dafür aufkommen kann.

Und ein weiterer Abend wird ohne den Partner verbracht, aber das auf eine beziehungsverträgliche Weise. Sie geht z. B. zum Frauenstammtisch und er zum Sport. Oder sie zum Sport und er zum Stammtisch. Aber beide am selben Abend, so dass jeder allein etwas unternimmt, ohne dem anderen zu fehlen. Man trifft sich später dann zuhause, erzählt vielleicht noch kurz das Wichtigste, bevor man, noch angetan von den Eindrücken außerhalb der Beziehung, gemeinsam einschläft.

Jeder hat also sein eigenes Konto, und zusätzlich zahlen beide auf ihr gemeinsames Konto ein – Zeit, Energie und das Geld, wovon das partnerschaftliche Zusammenleben bestritten wird.

Mit ihrem Roman »Ein eigenes Zimmer« sprach vor über 100 Jahren die Schriftstellerin Virginia Woolf Millionen Frauen aus der Seele: Ein eigenes kleines Reich für sich haben, in das man sich zurückziehen kann und wo man endlich etwas Ruhe findet. Er wurde zu einem der meistgelesenen Texte der Frauenbewegung. Dabei ging es auch um die Forderung einer finanziellen Unabhängigkeit.

Wenn man etwas großzügigere Möglichkeiten hat, könnte man die für viele Paare optimale Verteilung symbolisch wie folgt darstellen:

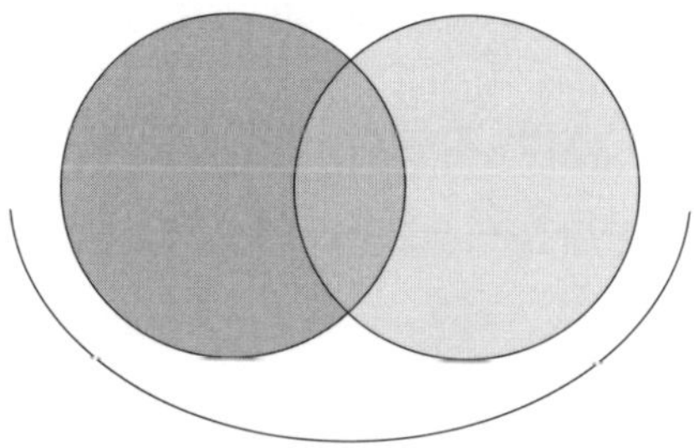

Die Klammern, die das Paar zusammenhalten

Der Halbkreis unter den Kreisen symbolisiert die Klammern, die das Paar schützen, es halten oder helfen, es zusammenzuhalten. Das kann der gemeinsame Name sein, dieselbe Adresse, eine Heirat oder ein ähnliches Ritual. Hilfreich ist hier alles, was vermittelt, dass man ein Paar ist, sodass man von der Umwelt auch als Paar gesehen und so behandelt wird. Die Signale nach außen haben zusätzlich eine starke Wirkung auf das Paar nach innen, was wahrscheinlich sogar noch viel wichtiger ist: Weil man von allen als Paar erlebt wird, fühlt man sich noch bewusster bestätigt darin, dass man auch ein Paar ist. Die täglich mehrfach stattfindenden Bestätigungen wirken affirmativ: Ihr seid jetzt zusammen, wir gehen davon aus, dass ihr auch zusammen bleibt. So wird das Paar beständig von außen in seinem Status bestätigt.

Das Investment-Modell

»Geronnene Investitionen« nennt die Wissenschaft die Elemente, die eine Klammer um das Paar darstellen. Dazu gehören gemeinsame Kinder, gemeinsamer Besitz, Name, Wohnsitz, Freundeskreis. Diese Gemeinsamkeiten sind meist die Folge von Investitionen, die sie und er miteinander verfolgten. Diese Investitionen demonstrieren in Form sichtbarer Symbole die Bereitschaft beider, sich der Partnerschaft verpflichtet zu fühlen. Gleichzeitig wirken sie stabilisierend auf die Beziehung und nähren die Frustrationstoleranz, die Resilienz (Stressbelastbarkeit) und Kompromissbereitschaft beider, womit die Partnerschaft trotz Entfremdungsmomenten, Missverständnissen, Streits und Turbulenzen etc. aufrechterhalten werden kann. Diese Verpflichtung in die Partnerschaft ermöglicht es, eventuelles destruktives Verhalten des Partners durch eigenes konstruktives Verhalten abzufedern. Im Zuge dieser Commitment-Dynamik werden dann eigene Interessen zugunsten des Gelingens der Partnerschaft hintangestellt, attraktive Alternativen abgewertet, dafür die eigene Beziehung im sozialen Vergleich als überlegen wahrgenommen (Schneewind/Wunderer 2003).

Was das Paar jetzt noch braucht ist etwas Drittes, das Transzendenz ermöglicht. Das von der Gefahr überzogener Selbstbespiegelung ablenkt und dafür den Blick über den Horizont hebt.

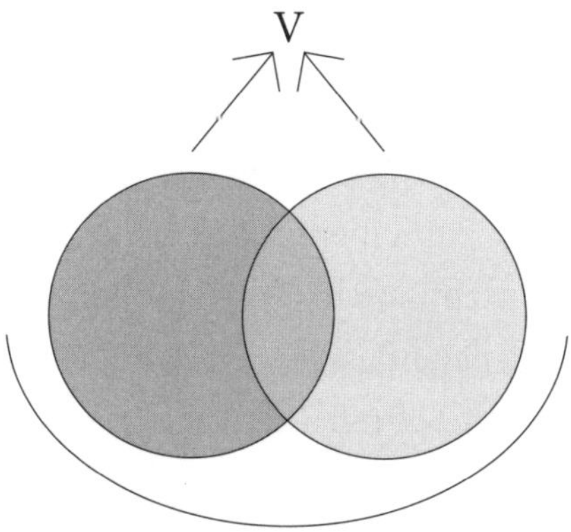

Beide konzentrieren ihre Aufmerksamkeit auf ihre gemeinsame *Vision*.

Die Vision dient als Basis für die Motivation, als Orientierung für das Team namens »Partnerschaft«. Sie könnte eine Weltreise sein, die Gründung einer Firma, die man gemeinsam führen will, sie kann auch natürlich einfach »Familiengründung« heißen. Die Vision kann auch darin bestehen, sich nach einem bestimmten Wertekanon oder einer Philosophie auszurichten, etwa durch soziales oder politisches Engagement, Umweltschutz, ein Leben mit Musik und vieles mehr. Später kommen wir noch einmal auf die Vision zurück, wenn es um das Glück geht.

Die Aufgabe, etwas Gemeinsames zu finden

Als Coach differenziere ich verschiedene Motivationsformen, denn es gibt immer verschiedene Wege, wie man eine Veränderung angehen kann. Hier lässt sich zwischen den drei Begriffen Wunsch – Ziel – Vision unterscheiden. Mit dieser Unterscheidung wird die Kraft der Vision für ein Paar noch viel deutlicher. Ein Wunsch, das ist das klassische Hoffnungs-Symbol des Kindes – oder eines kindlich gebliebenen Erwachsenen. Ein Wunsch kann erfüllt werden oder nicht, man ist dabei abhängig vom Glück, von Gott, vom Schicksal, von der Konjunktur, vom Wetter, vom Zufall. Stets liegt die Quelle der Wunscherfüllung außerhalb von einem selbst. Und der Mensch, der glaubt, er könne durch Betteln, Warten oder magisches Handeln die Erfüllung beeinflussen, irrt. »Im Hoffen und Harren erkennt man den Narren«, sagt der psychologisch weise Volksmund dazu.

Wichtiger als das Wünschen ist ein Ziel. Jeder Manager kennt die Strategie »management by objectives«, also managen mit Zielvorgaben. Die Zielvorgaben werden als Leitlinie genutzt; d. h. es werden Eckdaten verfolgt, die dem Schicksal keinen Spielraum mehr lassen. Das ist vollkommen angemessen, wenn man beispielsweise ein Bauwerk, einen Kongress oder eine Olympiade plant, wo der Zeitpunkt und das Ergebnis fix sind. Sobald es aber um eine organische Dynamik geht, beispielsweise die eigene Lebensplanung, das Gelingen einer Partnerschaft oder das Großziehen eines Kindes, dann wäre eine derartige Zielvorgabe zu starr. Mit derart engem Denken kommen dann so absurde Forschungsergebnisse zustande,

wie z. B., dass Lob Leistungsabfall zur Folge hat, dafür Tadel zu Leistungssteigerung führt. Das klingt irrwitzig, stimmt aber kurzfristig betrachtet: Ein Vorgesetzter lobt meist dann, wenn das Ergebnis seines Mitarbeiters auffallend gut war. Nachdem es ein Ausnahmeergebnis war, wird der Mitarbeiter anschließend aller Wahrscheinlichkeit nach wieder auf sein Durchschnittsniveau zurückfallen. Er wird sich – zeitlich gesehen auf das Lob hin – also erst einmal verschlechtern. Umgekehrt funktioniert es genauso paradox: Er wird getadelt oder abgemahnt für ein schlechtes Ergebnis, wird sich anschließend aber wieder einpendeln auf sein Durchschnittsniveau, sich – also zeitlich gesehen als Folge des Tadelns – verbessern.
Die Vision ist anders geartet.

Beispiel

Wer an einem Föhntag von München aus in die Berge schaut, sieht die Zugspitze, den höchsten Berg Deutschlands. Ein lohnenswertes Ziel, ganz oben zu sein, knapp 3.000 Meter hoch. Nun fährt man hinaus ins Werdenfelser Land und hinauf auf die Zugspitze und ist überwältigt von der Macht der Natur und der gigantischen Sicht. Nun, von seinem Ziel aus, entdeckt man die beeindruckenden, deutlich höheren Berggipfel von Österreich, Italien und der Schweiz. Jetzt, erst hier oben, kann man erkennen, was es noch alles gibt, was vom ursprünglichen Standpunkt in München gar nicht sichtbar sein konnte.

Und genauso verhält es sich auch mit der Vision: Sie steht für eine realisierbare Möglichkeit in der Zukunft, aber gibt dem

Zufall, dem Schicksal, dem Leben eine Chance, dass es noch besser wird als ursprünglich gedacht. Der Mut zum Risiko wird meist belohnt, wenn man sich darauf einlässt und sich voll engagiert.
Trotzdem ist es für ein Paar nicht immer leicht, seine Vision zu entwickeln. In der Regel gebe ich meinen Klienten folgende Hausaufgabe mit:

Opfer	**Gestalter**
Weg(kommen) von …	Hin(kommen) zu …
Frei werden von …	Frei werden für …

Das Paar soll zuhause zunächst die linke Spalte ausfüllen, welche Symptome es beklagt und wovon es sich befreien will. Dann sollen sie rechts das jeweilige positive Pendant eintragen. Und sich im dritten Schritt ausschließlich um die Erreichung und Verwirklichung dieser proaktiven Punkte rechts kümmern, die letztlich die Basis ihrer neuen Lebensführung und damit die Basis ihrer Vision repräsentieren.
Wenn eine Aufgabe, ein Ziel, ein Projekt, eine Idee oder ein Plan gemeinsam verwirklicht werden, fördert dies stark das »Wir-Gefühl«. »Wir wissen, was wir wollen, wir können uns das genau vorstellen, wir kennen die notwendigen Schritte, um es zu erreichen«, lautet dann die Devise. Doch es gibt auch Grenzen: Vor einem überzogenen Wir-Gefühl muss sich das Paar hüten. Es besteht sonst die Gefahr der Isolation oder der

»Illusion der Symbiose« oder der »Rollendiffusion«. Denn selbst bei einem sehr intensiven Wir-Gefühl können zwei Menschen nicht alles füreinander sein. So sind beispielsweise stets auch andere emotionale Kontakte nötig, etwa zu Bekannten und Freunden.

Doch richten wir den Blick auf die positive Wirkung des Wir-Gefühls. Es fördert das Bewusstsein, Teil des gemeinsamen Ganzen zu sein, und schützt so vor der Gefahr, die Problemursachen allein beim Partner zu suchen: *Es geht um dich, um mich und um das Dritte in unserem Bund, um unsere gemeinsamen Ziele und Aufgaben, die wir nur miteinander erreichen können.* Denn was steigert die Liebe zueinander mehr als gemeinsam bestandene Abenteuer? Unabhängig davon, ob sie im konkreten Augenblick als anstrengende oder als beglückende Erfahrung erlebt werden.

Das aber können viele Menschen, vor allem narzisstisch veranlagte Persönlichkeiten, oft nicht. Da kann es manchmal hilfreich sein, seinen Wunsch nach Veränderung deutlich zu manifestieren.

Der Beschluss

Den Begriff »Beschluss« erinnere ich aus meiner Zeit, als ich häufig fachpsychologische Gutachten vor Gericht vorgetragen habe. Beendet wurden diese meist schicksalswendenden Verhandlungen mit der dramaturgischen Krönung der Urteilsverkündung durch das hohe Gericht, wozu sich alle Anwesenden von ihren Plätzen erhoben. Dann leitete der Richter seinen

Urteilsspruch stets mit demselben Spruch ein: »Hiermit ergeht Beschluss …«, dann folgten Urteil und Begründung.
Diese Formulierung »Hiermit ergeht Beschluss« hat natürlich eine starke suggestive Wirkung, insbesondere, wenn wir sie für uns selbst anwenden. Plötzlich ist in diesem Lebensmoment eine deutliche Vereinbarung getroffen.
Auch die entscheidende Wende in einer Beziehung beginnt mit einem Beschluss, einem gemeinsamen Beschluss. Und zwar:

- den anderen nicht mehr ändern zu wollen,
- beim Partner-Feedback nicht seine Persönlichkeit, sondern sein Verhalten zu spiegeln,
- sich bewusst zu werden über das eigene Verhalten und daran zu arbeiten,
- sich bewusst zu werden, zur Hälfte für die Partnerschaft und ihr Gelingen selbst verantwortlich zu sein.

Alle weiteren Ausführungen sind kognitive und strategische Schritte zur Operationalisierung und Transfersicherung dieses Beschlusses.
Der Beschluss, den ein Paar treffen könnte, das seine Lebensqualität auf ein anderes Niveau heben möchte, könnte mit dem wichtigsten aller Vorhaben beginnen: nichts Negatives mehr, keine Beschimpfungen und Hasstiraden, kein Sarkasmus und Zynismus, keine Demütigungen und keine Racheakte mehr.
Wir können uns stets dann leichter von schlechten Gewohnheiten befreien, wenn wir eine gute Alternative parat haben. Diese guten Alternativen lassen sich überschreiben mit den

Worten: positiv, konstruktiv, liebevoll, rücksichtsvoll. Ich nenne sie zusammenfassend »proaktiv«, weil sie sowohl aktiv, also agierend statt reagierend, als auch auf das *pro* ausgerichtet sind, auf das Für, auf das Gelingen.

Fallbeispiel: Nur die Sexualität hielt sie noch zusammen

Er ist Arzt mit eigener Praxis in Innenstadtlage und bereits 30 Jahre lang verheiratet. Die Kinder sind aus dem Haus. Mehrere Paartherapien haben sie bereits hinter sich. Beide erscheinen sehr intelligent, sie arbeitet teilweise in der Praxis mit.

Zwischen ihnen hatte sich ein Ehekrimi abgespielt. Die Gewalt bei ihr äußerte sich verbal, bei ihm durch Lautstärke und zerschlagene Stühle. Sie sahen ein, wie grotesk ihre Kommunikationsmuster geworden waren. Das war eigentlich nicht ihr Niveau, aber »intramuros« (aus dem Spanischen: »innerhalb der Mauern«) waren ihnen »die Sicherungen durchgebrannt«. Ein unreifes bis krankes Verhalten. Ihr gesunder Anteil ließ sie das erkennen und wollte diese peinlichen Ausrutscher der Vergangenheit angehören lassen.

Er war um die 50, sie einige Jahre älter als er. Es zeichnete sich ab, dass die Probleme primär bei ihm lagen. Gemäß dem systemischen Muster, dass der Sensibelste im System die Leidensdruckposition übernimmt.

Er schilderte, dass er nur arbeite, aber das Geld nicht reiche. So viel könne er gar nicht reinholen, wie sie ausgäbe. Sie schüttelte bei jedem seiner Sätze dezent den Kopf. Er sah sich als den Teppichboden, auf dem alles stattfände, wobei er aber weder Anerkennung noch Dankbarkeit erführe. Ja mehr noch: Er fühle sich längst als lästig und gerade noch gut genug zum Zahlen.

Weiter stellte sich heraus, dass er glaubte, viele Dinge nicht zu »dürfen«. Und dass der Begriff »dürfen« nicht passe zu einem erwachsenen Mann, nahm er von mir erst einmal an. Seine Frau beklagte, dass er ihr wenig Orientierung gebe, dass er doch bitte öfter sagen möchte, was er konkret will.

Ich warf ein, dass Männer häufig eine klare Ansage brauchen, aber auch Frauen gerne wissen wollen, wie sie dran sind, wissen wollen, was ihn bewegt, was er will und was ihn nervt. Wichtig war jetzt, ein Muster zu trainieren: Ohne nach dem »Dürfen« zu fragen, sollte er seine Bedürfnisse äußern und diskutieren, was davon mit der Beziehung zu seiner Frau vereinbar, von ihr sogar erwünscht sei. Der Mann erkannte, dass er 30 Jahre nach einem falschen Motiv gelebt hatte und wurde sehr nachdenklich.

Der Begriff »Leer-Nest-Syndrom« war beiden geläufig, aber sie hatten den Gedanken bislang nicht verfolgt.

Sie erzählte mir von der gemeinsamen harten Zeit, in der beide Studium und Kinder unter einen Hut bringen mussten. Dass sie da ihre angepasste Haltung mitbrachten, die sie ja auch miteinander verband, war fürs erste gemeinsame wirtschaftliche Überleben sicher angemessen. Aber sie bemerkten nicht, wie sie dieses für Außenstehende praktische Verhalten dann Jahr für Jahr als Muster zementierten, Stress zu bewältigen.

Im Einzelgespräch saß mir eine von vielen Sorgen gedrückte Frau gegenüber und erzählte mir, dass ihr Mann und sie eigentlich nur den immer noch sehr lustvollen Sex als Gemeinsamkeit hätten. Bereits vor einigen Jahren habe sie eine Kunsttherapie-Ausbildung gemacht, dann aber sei sie wegen der Pflege ihrer Eltern nicht mehr zum Praktizieren gekommen. Jetzt, nachdem ihre Eltern im Abstand eines halben Jahres verstorben waren, würde ihr die sehr geliebte Tätigkeit enorm gut tun, nun habe sie wieder Anerkennung und eigenes Geld.

Diese Anerkennung kam jedoch nicht von ihrem Mann, denn erstens konnte er dieses nicht zeigen, und zweitens war er zur Steigerung ihres Selbstwertgefühls zu nah.

Durch die Anerkennung aber war es ihr möglich, das entscheidende, belastende Muster zu durchbrechen. Sie musste sich nicht mehr provozieren lassen und so heftig streiten, dass sie sich – wie früher – am Ende noch bei ihm entschuldigen musste. Folglich konnte auch der Leidensdruck, den sie ihm bisher stets abgenommen hatte, bei ihm als Motivator zur Veränderung wirken.

Der Frau war bewusst, dass es der richtige Weg war, sich um sich und ihr eigenes Glück zu kümmern und dadurch wieder partnerschaftsfähiger zu werden. Schließlich liebten die beiden einander. Und die gute Sexualität war ja schließlich ein bedeutsames psychosomatisches Symptom, das für die Gesundheit dieser Partnerschaft sprach, in der lediglich seine Wertschätzung ihr gegenüber und die souveräne Kommunikation fehlten.

Kurze Zeit später war er dann dran zum Vier-Augen-Gespräch. Als er kam, signalisierte er mir deutlich, dass sie sich neu arrangiert, sich wiedergefunden und einander wieder etwas zu sagen hatten.

Und so mutierte meine Rolle vom Krisentherapeuten zum Außenstehenden. Auch im Dreiergespräch war diese Allianz zwischen den beiden sofort zu spüren. Sie waren ein Paar auf einer deutlich reiferen Ebene, auf der sie diese wundervolle Kombination aus Wohl-

wollen, Toleranz und Vertrauen auch wirklich lebten. Sie bedankten sich beide bei mir als sehr befreit von der Last der Ungewissheit und dafür voller Überzeugung, dass sie jetzt ihren gemeinsamen neuen Weg gefunden hatten. Dass die Kombination aus Intelligenz, Motivation, Veränderungsbereitschaft und Kommunikation sie zu diesen Erkenntnissen geführt hatte, die es ihnen ermöglichten, die lange Ehe auf einem neuen Glückslevel weiterzuführen.

Der Gießen-Test

Meine Klienten füllen zu Beginn einer Beratung, eines Coachings oder einer Therapie obligatorisch einen Persönlichkeitsfragebogen aus, den »Gießen-Test«. Er enthält 40 Fragen, die sechs Skalen zugeordnet sind:

Negative Soziale Resonanz	Positive Soziale Resonanz
Dominanz	Gefügigkeit
Unterkontrolliert	Zwanghaft
Hypomanisch	Depressiv
Durchlässig	Retentiv
Soziale Potenz	Soziale Impotenz

Auch bei der Eheberatung, beim Couple-Coaching oder der Paartherapie setzen wir den »Gießen-Test« als Analyse-Instrument ein. Dazu bekommen beide Partner ein Doppel mit nach Hause, das sie dann jeweils einzeln ausfüllen. Es geht darin letztlich um einen Abgleich der Selbst- und Fremdwahrnehmung in einer Partnerschaft.

»So bin ich« bzw. »So ist mein Partner« steht über den Fragebogen. Das Ergebnis zeigt dann grafisch die Selbsteinschätzung im Vergleich zum Durchschnitt der Bevölkerung, dann noch im Vergleich zur Selbsteinschätzung des Partners. Die spannendsten Profil-Vergleiche ergeben sich meist bei der Betrachtung der Selbst- und Fremdeinschätzung. Wobei eine größere Differenz nicht sofort bedeuten muss, dass einen der Partner nicht kennt oder nur projiziert, was er sehen möchte. Es kann auch sein, dass der Partner einen besser kennt, als man sich selbst. Gar nicht so selten ist es, dass die Frau ihren Partner in einigen Punkten realistischer einstuft, als er sich selbst.

Der Fragebogen gilt in Deutschland als ein etablierter wissenschaftlicher Persönlichkeitstest auf psychoanalytischer Grundlage, entwickelt an der Universität Gießen von den Psychologen Dieter Beckmann, Elmar Brähler und Horst-Eberhard Richter.

Die 90-Grad-Formel

»Die Erfahrung lehrt uns, dass Liebe nicht darin besteht, dass man einander ansieht, sondern dass man gemeinsam in gleicher Richtung blickt.«

Antoine de Saint-Exupéry

Was will ich wirklich, recht haben – oder glücklich sein? Die folgende Grafik veranschaulicht den Kampf der Geschlechter.

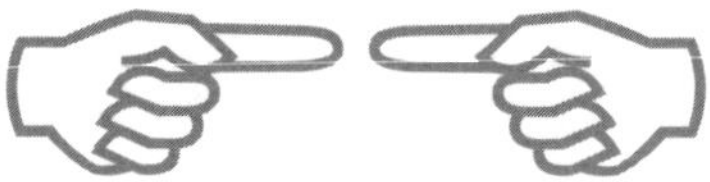

Zwei Hände mit ausgestreckten Zeigefingern – wie im Duell.
Symbol für den Kampf der Geschlechter:
Du musst, du bist schuld, nur weil du …
Wenn sie und er jetzt bereit sind, jeweils ihre Hand um 90 Grad zu drehen, dann kommt etwas ganz anderes heraus.

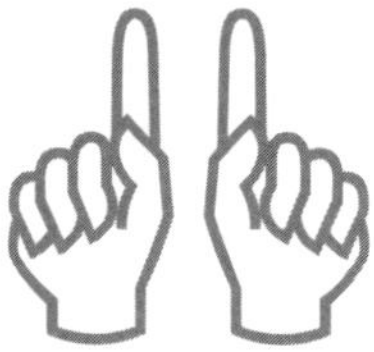

Zwei Hände mit jeweils ausgestreckten Zeigefingern legen ihre Finger parallel aneinander in dieselbe Richtung, deuten auf ihre gemeinsame *Vision*: Die Belohnung für die Bereitschaft, ihre eigene Hand jeweils um 90 Grad zu drehen.

Das Muster »90 Grad« kann aber auch in anderer Weise ein hilfreiches Bild sein, und zwar bei der partnerschaftlichen Kommunikation zwischen Mann und Frau.
Aus der Freundschaftsforschung (Heidbrink 2007) wissen wir: Treffen sich zwei Frauen, sitzen sie sich meist gegenüber. So können sie sich immer direkt ansehen und ohne Anstrengung das gesamte Repertoire der Körpersprache der anderen wahrnehmen, ihre Mimik, Gestik, Haltung. Sie kommunizieren also »face to face«, um möglichst gut verstanden zu werden und gut zu verstehen. Sie treffen sich ja auch, um miteinander zu reden.
Männer treffen sich im Gegenzug meist wegen einer Sache, wegen eines Projekts oder einer Idee. Sie sitzen oder stehen wiederum gern nebeneinander, an der Bar, auf dem Hochsitz,

im Cockpit, im Auto, im Fußballstadion, kommunizieren häufiger »side by side«. Frauen reden frontal, Männer nebeneinander.

Forschungen aus der nichtverbalen Kommunikationspsychologie haben erbracht, dass wir Menschen (insbesondere Männer, die ja evolutionär auf (Wett-)Kampf ausgerichtet sind) uns meist gegenübersetzen, wenn wir etwas *gegenseitig* aushandeln wollen, wenn es um Argumente und Konfrontation geht, um Kampf, gewinnen, den anderen überreden oder überzeugen. Ähnlich wie beim Duell oder bei Gerichtsverhandlungen, in denen sich meist Staatsanwalt und Verteidiger in der konfrontativen Kampf-Position gegenübersitzen.

Wir setzen uns folglich dann nebeneinander, wenn wir ein gemeinsames Ziel haben. Eine Landkarte oder einen Plan studieren, Nachhilfe geben oder den anderen unterstützen, beispielsweise bei der Einweisung in ein neues Computer-Programm. Aber auch beim Genießen und Konsumieren eines Konzerts, einer Oper, einer Theateraufführung oder eines Kinofilms, auch beim Fernsehen.

Wenn wir aber weder etwas auskämpfen noch dem anderen helfen noch etwas konsumieren wollen, sondern gemeinsam etwas Drittes verfolgen, entwickeln, initiieren, kreieren wollen, dann setzen wir uns über Eck. Damit kommt man sich um 90 Grad entgegen und trifft sich in der Mitte. So kann man sich einander zuwenden, ohne dass sich einer bedrängt fühlt und ohne direkte Konfrontation. Und man kann parallel etwas Drittes betrachten. Vielfach aus ähnlichem Grund setzen sich Pärchen in einem Restaurant gerne an einen Ecktisch, wo sie etwas abgeschirmt sitzen und bequem kommunizieren können.

Die Kommunikationskultur der Partnerschaftlichkeit

Kommunikation, Information, Unterhaltung (KIU) – das wollen uns Facebook und andere mächtige Konzerne verkaufen. Wer KIU als Paar zuhause betreibt, bleibt autonom.

Der Kommunikationsstil als Indikator für Störungen

Wissenschaftliche Studien zeigen: Die zweithäufigste Tätigkeit des Menschen nach dem Schlafen ist nicht Arbeiten, wie viele meinen. Es ist die Kommunikation miteinander, von früh bis spät.

Wie passt das zu den Heerscharen der sich im Restaurant anschweigenden Paare? Haben sie sich schon alles gesagt, was man sich so sagen kann? Haben sie keine Ideen oder keine Anliegen? Vermutlich ist es eine gute Mischung aus allem, gewürzt mit einer tüchtigen Prise Angst vor Fettnäpfchen oder Differenzen: Wer schweigt, kann keine Gegenposition provozieren, muss keine Unterschiedlichkeit fürchten, meidet damit Streit, Diskussionen, anstrengende Auseinandersetzungen. Und so werden die Gelegenheiten hemmungslos vergeudet, in denen man einander noch besser kennenlernen und auf neue Gedanken kommen könnte, auf die man allein nicht kommt.

Aber vielleicht handelt es sich manchmal ja auch um ein sehr vertrautes Paar, das es sich und dem anderen gönnt, endlich einmal keine Konversation betreiben »zu müssen«, und dennoch eine gegenseitige innige Nähe genießt.

Fallbeispiel: Nicht kommunikativ

Ein Klient sitzt im Vier-Augen-Gespräch bei mir: »Meine Frau ist nicht kommunikativ«, behauptet er. Da ich sowohl Einzelsitzungen mit ihr als auch Sitzungen mit beiden mache – wir sind mitten im Prozess – werfe ich ein: »Noch nicht! Ihre Frau ist noch nicht kommunikativ.« Er, wie aus der Pistole geschossen: »Nie, das konnte sie noch nie …«

Psychologisch war diese Einschätzung womöglich eine Folge langjähriger Enttäuschungen, Frustrationen, Kränkungen. Verständlich – aber nicht gut. Denn Kommunikation kann jeder lernen. Man muss allerdings bereit sein, anderen dieses Lernen auch zuzugestehen, besser noch, ihr Lernpartner sein. Denn Kommunikation bedeutet in erster Linie: sich zusammenzusetzen, um sich miteinander auseinanderzusetzen. Man muss bereit sein für einen Prozess der Veränderung.

Wir kommunizieren über drei Kanäle: sprachlich, körpersprachlich und paraverbal. Paraverbal sind Pausen, Sprechtempo, Räuspern, Seufzen, Grunzen, Jubeln, Pfeifen etc.

Vom Reden im Gehen und im Sitzen

Wo fängt Kommunikation an? Dabei, dem anderen in die Augen zu blicken, um ihm *hinter* die Augen zu schauen und nicht nur, um sich selbst darin zu spiegeln. So erfahre ich mehr von ihm, von mir und von uns.

Was die Gruppe PINK in ihrem Song »Dear Mr. President«

aufgreift, hat ein Paar für sich entdeckt (Songtext-Auszug: »Ich würde Dir gerne ein paar Fragen stellen, wenn wir ehrlich miteinander sprechen könnten«, www.songtexte.com): Das Weiterkommen im Gespräch, während man zusammen spazieren geht. Der gemeinsame Gang als Gelegenheit für ein anregendes Gespräch.

Diese Methode wandte Sigmund Freud im Rahmen seiner »Psychotherapeutischen Kur« öfter bei seinen Patienten an. Der Vater der Psychoanalyse griff hierbei eine Tradition auf, die einst der griechische Philosoph Sokrates begründete und »Peripatetik« nannte: die kathartische (reinigende) Redekur in der Bewegung. (Möglicherweise ist die amerikanische Version »let's take a walk« ein Ableger davon.)

Fallbeispiel: Der Spaziergang als Ritual

Das Paar hatte vielfältige gemeinsame Interessen, kulturelle, gesellschaftliche und politische Themen. Diese Verbindung sollte im Gesprächsspaziergang gefördert und vertieft werden. Die Partner wählten als festen Termin eine Zeit, in der sie früher die heilige Messe besucht hatten, den Sonntagvormittag. Sie setzten sich als Aufgabe, während der Woche einen Text herauszusuchen, um ihn dann beim Spaziergang vorzutragen und zu diskutieren. Die Texte sollten überraschen, anregen und die Beziehung bereichern.

Sie wechselten sich ab; sie lasen Texte von Hesse, Mandela, Heinrich von Kleist und vieles andere mehr. Beide empfanden das neue Ritual als spannenden kleinen Wettbewerb, bei dem es darum ging, Texte zu entdecken, die für sie beide möglichst ergiebig waren.

Sie genossen das Ganze als bildendes und bereicherndes Spiel.

Schließlich hatten sie die Idee, abwechselnd den advocatus diaboli zu spielen, um bei bestimmten Themen das Gegenteil argumentativ zu vertreten.
An einem Sonntag ging es darum, ausgehend von den Buchstaben des Wortes »Ziel« wichtige Partnerschaftsthemen zu finden, über die sie sich im Klaren sein wollten, für die sie gemeinsame Ziele setzen wollten. Sie stießen auf folgende Begriffe: Z wie Zeit, I wie Individuation, E wie Erfolg und L wie Liebe.
Beim Thema Zeit redeten sie darüber, wie sie mit ihrer Lebenszeit umgehen könnten, wofür sie Zeit verwenden, wofür sie sich – jeweils getrennt und gemeinsam – mehr Zeit nehmen wollten. Es ging um die Begrenzung der Zeit und darum, dass sie ein Gut war, über das der Mensch frei bestimmen kann. Anschließend beschäftigten sie sich mit dem Begriff von C. G. Jung, der Individuation. Beim Begriff »Erfolg« fragten sie sich: Wann sehen wir unsere Beziehung als gelungen an? Ging es bei den ersten drei Begriffen eher um logische, rationale und machbare Ziele, so kamen sie beim L zu dem Schluss: Die Liebe ist verwandt mit dem Glück. Sie muss gelockt werden. Sie überkommt einen, sie schenkt sich uns, wenn wir uns ihr würdig erweisen (ein Gedanke von Kant), und zwar erst dann, wenn es passt, wenn es geschehen soll, wenn es gut ist für beide.

So entstand eine bereichernde Kommunikation, die durch das feste Ritual des gemeinsamen Gesprächsspaziergangs ständig lebendig gehalten wurde.
In diesem Zusammenhang kann man den wichtigen Satz aus der Gehirnforschung erinnern, der da heißt: »Use it or loose it.« (»Benutze es oder du verlierst es.«) Biologische Systeme

sind angelegt wie Muskeln: Wenn man sie nicht benutzt, atrophieren sie. Das kennt jeder, der einmal einen Gipsverband tragen musste.

Wenn wir also unsere sozialen kommunikativen Fähigkeiten einsetzen und praktisch trainieren, so bleiben sie uns erhalten. Deprivation aber lässt sie verkümmern.

Paare, die lieber zuhause reden, richten sich für die Pflege ihrer Kommunikation eine Gesprächsecke ein. Sie wählen dazu einen einladenden Platz, der möglichst oft zum Austausch genutzt wird – egal, ob das Paar die anstehende Woche durchsprechen will, sich etwas aus der Arbeit zu erzählen hat, ob ein Missverständnis zu klären oder gar ein Streitgespräch zu führen ist.

Idealerweise sitzt man sich in der Gesprächsecke nicht gegenüber, sondern über Eck und hat Stift und Papier in der Nähe. Will ein Partner etwas Wichtiges ansprechen und der andere hat keine Zeit oder Muße, vereinbart man einen Zeitpunkt, zu dem man sich in der Gesprächsecke einfindet. Stehen mehrere Themen an, werden Prioritäten gesetzt; man klärt mit dem anderen, wie wichtig jedem die einzelnen Themen sind und einigt sich schließlich auf eine Reihenfolge.

Fallbeispiel: »Du« denken und »Ich« sagen

Es war eines dieser »man«-Paare: Wenn sie nicht »man« sagten, gingen sie mit ihren Formulierungen ins Passiv. Von beiden Seiten hörte ich mir angstgespeiste, klagende, vorwurfsvolle, unpersönliche Null-Aussagen an:

»Man kann ja sagen, was man will, es wird nie gemacht wie vorher vereinbart; oder es wird sogar genau das Gegenteil getan.«

»Ich habe mir inzwischen schon abgewöhnt, etwas zu sagen, weil ich mir dann den Frust erspare, an eine Wand geredet zu haben und dann auch noch das miese Gefühl haben zu müssen, nicht ernst genommen zu werden.«

Ich durfte Zeuge sein, wie beide Partner versiert dieses lang antrainierte Spiel praktizierten: Sie fühlten, dachten und glaubten sich als Opfer des kommunikativen Misslingens. Doch anstatt ihre persönliche Betroffenheit auszudrücken, sagten beide nur »Du«. Der andere wurde zur Anlaufadresse für Schuldzuweisungen. Der andere sollte anfangen, etwas zu ändern. »Man« hat ihm ja schließlich gesagt, was einem aufgefallen war, was einen störte. Auf dem anderen ruhte die Hoffnung auf das Gelingen der Kommunikation, im Sinne von Verständnis, Übereinstimmung, Zustimmung und Überzeugung.

Der Begriff »Null-Aussagen« bezieht sich hier nicht auf die semantische Ebene, sondern auf den impliziten Persönlichkeitsanteil, das Unterbewusstsein beider, das jeweils nicht hinhört. Dem Unterbewusstsein ist es egal, was »man« macht oder »was gemacht wird«. Wenn es aber hört: »Ich bitte dich, mich hier zu schonen« oder »Ich habe mich unglaublich gefreut über ...«, dann fühlt sich das eigene Unterbewusstsein, so wie das des Gegenübers, direkt angesprochen und kann mit dieser bekennenden Aussage etwas anfangen. Ähnlich wie ein handschriftlich verfasster Brief vermittelt, dass der Schreiber wirklich persönliche Dinge mitteilt, auf die eigene Überzeugungskraft setzt und – untermauert durch die Schriftlichkeit – zu seinen Aussagen steht.

Für die Paarkommunikation empfiehlt die Psychologie eine proaktive Kombination aus Inhalt und Form: die Ich-Botschaften. In Ich-Botschaften trifft der Sprecher Äußerungen über sich selbst. Es gilt also, eine Positionsbestimmung zu artikulieren, und zwar so, dass das Gegenüber wirklich erfahren kann, was man selbst denkt oder fühlt.

In Ich-Botschaften zu sprechen, bedeutet zweierlei.

Erstens: Ich sehe, denke, fühle, empfinde, befürchte, erhoffe etc. etwas aus meinem einmaligen subjektiven Blickwinkel heraus. Ein Widerspruch, ein »Das stimmt nicht« hat damit keinerlei Chance. Denn in seiner Subjektivität ist jeder Mensch eine unumstößliche Autorität: Ob es mir schmeckt oder nicht, ob mir etwas gefällt oder nicht, ob ich das jetzt will oder nicht – das weiß nur ich und sonst niemand.

Beispiele

So beginnen Ich-Botschaften:

Ich wünsche mir ...
Ich sehe bei dir ...
Ich wundere mich ...
Ich bitte dich ...
Ich freue mich jedes Mal, wenn ich feststelle, ...

Zweitens greife ich bewusst zur Ich-Äußerung, wenn ich den anderen nicht bedrängen will. Befehle, Kritik oder Aufforderungen kommen in einer Ich-Botschaft nicht zum Ausdruck. Zumindest nicht in einer fairen und aufrichtigen Kommunikation. Ich-Botschaften beinhalten vielmehr Bitten, Anregungen, Wünsche, Vorschläge, Ideen, eine Erkenntnis und Ähnliches. Wünscht sich hingegen jemand explizit eine Verhaltensänderung beim anderen, drückt er dies in einer Du-Botschaft aus. Formulierungen wie »Du sollst endlich …«, »Du musst einfach mal …« oder »Du bist immer so …« enthalten eine Aufforderung zum Anderssein. Je nach Kontext mag dies den Gesprächspartner erst einmal stutzen lassen: Handelt es sich hier um eine Kritik, um einen Befehl oder eine Zurechtweisung? Mit der möglichen Folge, dass er »zumacht«, fühlt er sich doch in seiner Autonomie eingeschränkt, ja möglicherweise sogar gekränkt oder gegängelt.

Beispiel

Ein Paar radelt durch Schwabing. An einer bestimmten Stelle sagt sie: »Hier war ich noch nie«, und hört als Antwort: »Doch.«

Nun wird es spannend. Denn er mag meinen, er selbst war doch schon da. Oder er meint fälschlicherweise, sie wäre auch schon dagewesen. Oder er erinnert sich besser als sie bzw. nimmt an, dass sie sich täuscht und doch bereits dagewesen ist. Nur durch einen Austausch miteinander werden beide zur Lösung gelangen – oder aber beide Erinnerungen gelten lassen, auch wenn sie verschieden sind (»let's agree to disagree«).

Doch zurück zu dem Paar von oben. Nach einer Weile des faszinierten Zuhörens kam ich mit einer Intervention, die bereits als Erlösung aus diesem Teufelskreis erwartet wurde. Denn das Hin und Her war für beide ermüdend und natürlich nicht zielführend, eher eine Art verschworene Vermeidungsschleife, um bloß nicht zu tieferen Schichten der Selbsterkenntnis vorzudringen.

Ich hatte jedoch ein intelligentes Paar vor mir. Intelligenz ist zwar beileibe kein Garant für Neurosefreiheit, persönliche Reife oder Partnerschaftsfähigkeit, wohl aber für logische Einsichtsfähigkeit und Lernfähigkeit, wenn die Bereitschaft dazu vorhanden ist. So konnte ich vermitteln, dass durch eine simple Umkehrung von »Ich« denken und »Du« sagen in »Du« denken und »Ich« sagen eine entscheidende Veränderung eintreten könnte.

Als Hausaufgabe bat ich das Paar, sich an verschiedene Gesprächsregeln zu halten (siehe S. 184f.).

Beim nächsten Termin waren beide deutlich entspannter. Beinahe verschmitzt berichteten sie darüber, wie sie sich gegenseitig immer wieder erinnert hatten, die neuen Gesprächsregeln auch einzuhalten und wie angenehm sie die Wirkung empfanden. Kein Angriff mehr, nicht mehr das Gefühl, sich verteidigen, die Kränkungen wegstecken oder zurückschlagen zu müssen. Überhaupt kein »Müssen« mehr. Dafür war jetzt Raum für »Können« und »Dürfen«, für Ausprobieren, Wagen, eine Aussprache dessen, was einen im Augenblick am meisten bewegt, um dabei Unterschiede und Gemeinsamkeiten zu erfahren, denn beides bereichert. Wir hatten gemeinsam einen zentralen Knoten gelöst.

In Ich-Botschaften reden zu können, ist wichtig. Doch manchmal ist es auch angezeigt, zu einer klaren Sprache zu finden. Etwa, wenn man seine Wünsche äußert.

Beispiel

»Ich wünsche mir …« anstatt »Könntest du mir vielleicht mal …«

So frustrierend es für viele Frauen ist, dass die SMS vom Liebsten oft so karg ausfällt, so ist die andere Seite der Medaille, dass die meisten Männer in ihrer Welt deutlich mehr Wert auf den Inhalt als auf die Form der Kommunikation legen. Sie brauchen manchmal eine klare Ansage, allerdings natürlich nicht als Order, sondern als Wunsch verpackt, damit die Freiwilligkeit und damit das Gefühl von Autonomie und Souveränität bestehen bleibt.

Fallbeispiel: Paradiesische Verhältnisse, mangelhafte Kommunikation

Ein Paar im zweiten Versuch, beide hatten schon eine Ehe hinter sich. Jetzt, im Ruhestand, mit viel Zeit und etwas Geld, gönnten sie sich ein Leben auf einem Schiff am Mittelmeer. Es war ziemlich paradiesisch. Aber es gab einen Haken.

Meist lagen sie im Hafen oder nah am Ufer vor Anker. Sie saß entspannt an Deck und las ihr Buch, er, ein ehemaliger Ingenieur, machte sich in der Regel am Boot zu schaffen, reparierte etwas oder hielt etwas anderes in Schuss. So saß er also an der Gebrauchsanweisung, um das neueste GPS zu verstehen und zu installieren.

Dann bekam er irgendwann Hunger und rief seiner Frau zu, dass sie jetzt miteinander essen gehen. Das sollte bedeuten, dass sie in exakt zwei Minuten, die er für sich benötigte, fertig sein sollte. Und sie fühlte sich einmal mehr überrumpelt, brauchte natürlich mehr Zeit, während er zu nörgeln begann.

Das Thema wurde im Paargespräch ausführlich behandelt, denn – so schlicht es auch klingt – dahinter verbarg sich natürlich ein gängiges Kommunikationsproblem einer Beziehung. Ich schlug vor, sie sollte ihm zwei Gebrauchsanweisungen schreiben: eine für sich und eine für die Beziehung. Er griff diesen Vorschlag erleichtert auf, weil er ebenfalls genug hatte von der sinnlosen Zankerei. Sie ging also mit ihren Wünschen in seine Welt, denn da kannte er sich ja aus. Und ein bemerkenswerter Punkt dabei war: Ab diesem Zeitpunkt ging es bei den beiden streitfrei zu, da er ihr – getreu (um bei dem obigen Beispiel zu bleiben) der erstellten Gebrauchsanweisung – eine halbe Stunde früher Bescheid gab. So konnte sie in Ruhe ihr Kapitel zu Ende lesen und sich »landfein« machen. Genau ein solches Verhalten zeugt von gegenseitigem Respekt, auf die Eigenarten des anderen einzugehen.

Ein paar einfache Gesprächsregeln

- Sich empathisch in den anderen hineinversetzen.
- Möglichst nicht unterbrechen.
- Dem anderen so viel Redezeit zugestehen, wie man für sich selbst beansprucht.

- Die erste Reaktion registrieren.
- Aktiv zuhören, d. h. Rückmeldungen geben, die zum Beispiel Zustimmung oder »Ich habe verstanden« signalisieren.
- Nachfassen, ob das Gegenüber weitgehend verstanden hat, was man sagen wollte.
- In Ich-Botschaften sprechen.
- Klartext reden, anstatt verklausulierte indirekte Botschaften zu senden.
- Ehrlich kommunizieren und manipulative Strategien meiden.
- Respektvoll miteinander umgehen.

Konstruktiv reden

Also folgende Formulierungen vermeiden: *Ist es schlimm, wenn … Ich habe Angst, dass … Du gehst mir auf den Wecker mit … Ich bin ja so sauer auf …! Es ärgert mich einfach, wenn … Das siehst du völlig falsch! Das muss doch nicht sein. Der baut auch nur Mist. Das ist ja schon zur Hälfte leer! Du siehst ja ganz schön fertig aus!*

Was löst es in uns aus, wenn jemand ständig über Negatives redet – oder ständig negativ über Dinge und Menschen redet? Es zieht uns »runter«, verdirbt uns die Laune.

Power-Words benutzen bedeutet, negative Zuschreibungen und Wörter möglichst zu vermeiden, vor allem, wenn sie dazu dienen, Mauern aufzubauen oder wenn sie eine schlechte Stimmung fördern.

Im Gegensatz dazu lässt sich konstruktives Reden als das Bemühen verstehen, möglichst das Positive zu sehen und das auch zu äußern. Das geht umso leichter, wenn man dem anderen mit einer wertschätzenden Haltung gegenübertritt.

Man muss nicht ständig »Ich Idiot, was habe ich da wieder gemacht?« oder »Du spinnst ja!« sagen. Auch berechtigte Kritik lässt sich in Äußerungen kleiden, die wertschätzend sind. Dann betont man: »Auch wenn das schiefging, ich mag dich trotzdem.« Oder: »Schön, dass es dich gibt.« Oder: »Ich liebe dich so, wie du bist.«

Doch eine ganz anders geartete Kommunikation ist in vielen Partnerschaften Realität.

Fallbeispiel: Den Teufel an die Wand malen

Die Frau eines Paares in meiner Praxis hatte Angst, verlassen zu werden und im Alter allein zu sein. In einer Einzelstunde erzählte mir ihr Partner, dass er ständig Sätze hörte, die sich um »verlassen«, »Freundin haben«, »fremdgehen«, »im Stich lassen«, »weggehen«, »Jüngere nehmen«, »betrügen«, »Scheidung« usw. drehten. Er übte einen Beruf aus, in dem er viel Zeit allein im Auto verbrachte. Während dieser Fahrten, berichtete er, hallten diese Reizworte in seinem Kopf regelrecht nach, als ob sie ihn programmieren wollten. Und er fing tatsächlich an, über Fremdgehen nachzudenken.

Gerade noch rechtzeitig konnte ich seiner Frau vermitteln, dass sie durch ihr Verhalten hier eine klassische selbsterfüllende Prophezeiung inszenierte. Sie malte den »Teufel an die Wand«, dem dann nur noch der Odem der Gelegenheit eingehaucht zu werden brauchte.

Ihre »Hausaufgabe« bestand aus der Fortführung einer Liste mit Power Words, deren Anfang ich beiden mitgegeben hatte. Es sollte darum gehen, ihren Wortschatz zu »entrümpeln«.

Beispielsweise das Wort »schlimm« zu streichen bzw. auszutauschen. So sollten beide Partner darauf achten, etwaige Irritationen, die früher reflexhaft als »schlimm« tituliert wurden, zukünftig durch ein angemesseneres Wort zu ersetzen, z. B. durch »lästig« oder »mühsam«. Natürlich sollte dies nicht bedeuten, dass das Wort »schlimm« nicht mehr verwendet werden durfte, wenn es wirklich angemessen erschien, etwa bei tragischen Ereignissen.
Ähnlich sollte das Paar das Wort »Problem« möglichst ersetzen durch Wörter wie »Thema«, »Herausforderung«, »Punkt« oder »Anliegen«.

Das Paar brachte sehr erstaunliche Alternativen für die negativen Begriffe mit. Und sie merkten beide rasch, wie stark sowohl die eigene Stimmung als auch die Stimmung zwischen beiden besser und die Kommunikation spielerischer wurde. Jetzt war die Grundlage und Bereitschaft geschaffen, ihre Verlustängste auf eine konstruktive Weise anzugehen. Er erkannte, wie tief sie seiner Sicherheit bedurfte. Sie wiederum arbeitete daran, ihre Bedürftigkeit in Bedürfnisse umzuwandeln.

Wer auf einen konstruktiven Kommunikationsstil bedacht ist, sollte auch für eine »Grünstiftkultur« eintreten. Diese bezeichnet einen Feedback-Stil, der in der betriebswirtschaftlichen Führungspsychologie und Führungspraxis längst angekommen ist. Hier spricht man von positivem Verstärken bzw. indirektem Motivieren.
Davon sind die heutigen Lebensmuster im Alltag (und speziell auch in der Schule) noch mindestens zwei große Entwick-

lungsschritte entfernt: »Mangel an Tadel ist Lob genug«, wie es im alten Preußen hieß, wird zwar nicht mehr direkt praktiziert, ist aber dennoch in vielen Köpfen noch als Maßstab präsent. Und so gehen die Menschen miteinander um: Regeln und Erwartungen erfüllen ist selbstverständlich, Abweichungen werden kritisiert, beklagt, bestraft. Optisch sichtbar ist diese Rotstiftkultur am besten bei Schulaufgaben: Jedes Abweichen wird mit *Rotstift* bestraft.

Im Zuge einer zeitgemäßen, psychologisch geführten Schule ist denkbar, dass man dem Lehrer einen *Grünstift* in die Hand drückt und ihn anweist, ab jetzt nur noch die guten, herausragenden oder lobenswerten Leistungen des Schülers zu markieren. Das würde in meinen Augen viele junge Menschen beflügeln. So wie in einer guten Mitarbeiterführung und Gesprächskultur: Man ignoriert das Misslungene (was dem Betroffenen meist selbst bewusst ist) und betont bewusst das Gelungene, Lobenswerte.

Das ist aber nur der eine Schritt in die richtige Richtung, der zweite ist eine zeitgemäße Form des Motivierens. Der Schritt beginnt mit dem Abschiednehmen vom althergebrachten Motivieren. Dem Ende von Dressur, dem Ende von Lob und Tadel. Er respektiert den Menschen in seiner Grundhaltung und Motivation (Reaktanz).

Reaktanz steht für das im Menschen verankerte Programm, wonach er etwas lieber macht, wenn er denkt, es freiwillig zu tun. Die Motivationspsychologie hat bereits vor Jahrzehnten erkannt, dass der Mensch durch mehr Geld oder Anerkennung nicht mehr leisten wird. Die andere Motivation (intrinsische im Gegensatz zur extrinsischen) aber, wie wir sie von allen freiwilligen Aktivitäten her kennen, mobilisiert die Leidenschaft, die für Spitzenleistungen nötig ist. Die Wissenschaft spricht von Positiver Reziprozität. Es geht darum, bewusst eine konstruktive Rückmeldung zu geben, um dem Gegenüber zu vermitteln, dass sein Sprechen und Verhalten angenehm, vorteilhaft, förderlich, gewinnbringend für einen selbst war. Wenn unser Gegenüber in gleicher Weise Feedback gibt, entsteht eine neue Gesprächskultur, welche die Partnerschaftsfähigkeit fördert.

> Das Wort Respekt kommt vom lateinischen *respectus*, was so viel wie »Rücksicht« bzw. berücksichtigen bedeutet. Übertragen auf die Partner-Interaktion bedeutet es, lieber zu staunen, wie der andere ist, anstatt zu werten oder von sich selbst auszugehen.

Die zwölf wichtigsten Regeln

Im Folgenden sind die zwölf besten Kommunikationsregeln zusammengestellt. Sie helfen, die partnerschaftliche Kommunikation positiv zu gestalten und Gefahren zu umgehen.

1. Jeder Satz, der mit »Nur weil du« beginnt, drängt den Partner automatisch in die Verteidigungsposition. Er schaltet sofort auf das Programm »Angriff-Verteidigung«. Das Konstruktive des Gesprächs ist in diesem Moment »zum Teufel«, vielleicht sogar die Fairness. Ein solcher Gesprächsstil hat keine Aussicht, das gegenseitige Verständnis zu verbessern. Die Lösung liegt in der Verwendung von Ich-Botschaften – diese kann der Partner annehmen.

2. Jeder Satz, der mit »Ja, aber« beginnt, blockt die Aussage des eben Gehörten sofort ab. Deshalb: Lieber zuhören und das Gesagte wirken lassen, als sich sofort zu verteidigen. Rechtfertigungen und nachträgliche Begründungen führen nicht zueinander, wohl aber die Erkenntnis, wie der andere es sieht.
3. Scheinbares Fehlverhalten des Partners rechtfertigt noch lange keine Retourkutsche. Sie kam zu spät, also war er sauer. Er zieht sich zurück, also nörgelt sie. Sie nörgelt, also zieht er sich zurück … Das kann ewig so weitergehen, bis einer, nämlich der seelisch Stärkere, nachgibt, aus Herzensgüte oder aus Vernunft. Ungute Beziehungsmuster lassen sich nicht durch Rache lösen, sondern nur durch Klären und Verzeihen.
4. Das Nichtannehmen von Komplimenten (»Das sagst du bloß so …«) und das Nichtannehmen von Liebesbezeugungen (»Das meint er sicher nicht ehrlich, der will nur wieder was …«) vergiften die Atmosphäre. Jeder bekommt so viel Liebe ab, wie er sich selbst zugesteht. Wenn sich jemand zu wenig geliebt fühlt, ist das häufig die Folge seiner unbewussten Selbsteinschätzung, nicht liebenswert zu sein, und weniger ein Fehler des Partners. Auch beim »Sich-Lieben-Lassen« trägt man die Verantwortung selbst. Man lässt es schließlich nicht nur jemand anderen tun, sondern man lässt es auch zu.
5. Auf die Körpersprache achten. Wer zwar nette Sachen sagt, den Partner dabei aber nicht ansieht, ihm den Rücken zukehrt, abwertende Handbewegungen oder eine säuerliche Miene dazu macht, signalisiert damit, dass er wenig Ach-

tung vor dem Partner hat und dessen Würde nicht respektiert. Damit erreicht er meist das Gegenteil von dem, was er will. Unbewusst reagieren wir nämlich stärker auf die Form als auf den Inhalt. Mit der richtigen Geste zum richtigen Zeitpunkt am richtigen Ort erreichen Gesprächspartner wesentlich mehr als durch lange Reden. Die passenden Volksweisheiten dazu: »Taten zählen mehr als Worte.« »Ein Bild sagt mehr als tausend Worte.« Denn eine Geste ist in diesem Sinne Tat und Bild zugleich.

6. Eifersucht ist meist die Folge von drei persönlichen Schwächen: a) von Besitzdenken (»Er/sie gehört mir!«), b) von Minderwertigkeitsgefühlen (»Andere sind besser…«) und c) von unbewussten Projektionen eigener unbewusster Untreue-Wünsche (»Ich an seiner/ihrer Stelle hätte schon längst …, würde wahrscheinlich …«). Das beste Mittel dagegen ist die Steigerung des eigenen Selbstwertbewusstseins.
7. »Ich kann alles allein.«: Zur reifen Autonomie, also erwachsen, unabhängig und emanzipiert zu sein, gehört auch, sich helfen zu lassen, wenn man alleine nicht weiterkommt. Seinem Partner nie eine Schwäche zu zeigen, lässt diesen blind für die verletzbaren Stellen werden. Wenn der Partner nicht weiß, an welchen Stellen man besonders empfindlich ist, droht die Gefahr, dass er einen gerade dort verletzt, ohne es zu wollen. Wenn man ihm aber einmal seine Schwachstelle gezeigt hat, ist man zwar verletzbar, aber wesentlich besser gefeit vor Missverständnissen. Und der Partner weiß, wo er den anderen schonen soll und womit er ihm wirklich eine Freude bereiten kann.

8. »Du sollst dann, wenn ich will«: Zu den klassischen menschlichen Spielregeln, die insbesondere in der Partnerschaft geradezu »überlebenswichtig« werden können, gehört die Erkenntnis, dass menschliche Gefühle paradox funktionieren: Bedrängt er sie, will sie nicht; engt sie ihn ein, läuft er weg … Ist aber einmal ein gewisses Band zwischen beiden vorhanden, erzeugt gegenseitige Freiheit sogar freiwillige Nähe. Wie bei einem Gummiband führt die Spannung mit zunehmender Entfernung voneinander zur Sehnsucht nacheinander! Willigkeit aus Freiwilligkeit!
9. »Du bist genau wie dein Vater/deine Mutter«: Vorwürfe dieser Art haben keine Chance, das Verhalten des Partners in positiver Richtung zu beeinflussen. Aus reinem Selbstschutz wird er sich verteidigen, und um das gekränkte Selbstwertgefühl zu stabilisieren, wird er den Partner abwerten. Jeder Partner will als eigenständiger, einmaliger und besonderer Mensch gesehen und so behandelt werden.
10. Streiten: Wenn sie weint oder schreit, heißt das nicht, dass sie sich so fühlt, wie er sich fühlt, wenn er einmal weint oder schreit. Wenn er schweigt, heißt das nicht, dass sie ihm gleichgültig wäre … Die Interpretation des Partner-Verhaltens kann nicht oft genug durch »positives Streiten« neu geübt werden. Denn was schwelt, das trennt. Jedes gemeinsame Abenteuer aber, wie etwa ein tüchtiger Streit, verbindet. Und: Streits vermeiden heißt, Versöhnungen vermeiden!
11. Man braucht immer zwei. Wenn jemand sich zu etwas verführen lässt, ist das genauso seine Verantwortung wie das aktive Tun. Das gilt für Streit, für Liebe oder Sexualität – und für die Versöhnung. Probleme oder Glück: Stets gilt,

jeder ist Ursache! Es ist alles richtig, was die Partner tun, solange sie sich jeweils selbst treu sind und der Partner tatsächlich freiwillig mitmacht. Gleichzeitig ist eine Liebe dann substanziell gesund, wenn sie nicht aus einer Opfer-Haltung besteht, sondern, um es mit Erich Fromm zu sagen: »Wenn er nur andere lieben kann, kann er überhaupt nicht lieben.« Gesunder Egoismus, gelebte Selbstbegeisterung beider Partner als Aufnahmeprüfung zum Führerschein für die Partnerschaft eröffnen eine neue Dimension: anstatt viel Energie durch Angst vor zu viel Nähe oder Angst vor dem Verlassenwerden zu vergeuden, täglich die Liebe zu feiern.

12. »Man kann doch wirklich erwarten, dass …«, »Also, ich würde in einem solchen Fall einfach …« – Eine verbreitete Falle besteht darin, von sich auszugehen. Kennzeichen einer Partnerschaft ist ein Gegenüber, eine eigenständige Persönlichkeit mit einer einmaligen Entwicklungsgeschichte, die sich vom eigenen Selbst deutlich unterscheidet. Eine elegante Variante könnte die Realitätswahrnehmung bereichern, eben nicht von sich auf den Partner zu schließen, sondern ihm vielmehr erwartungslos eine Art »Exoten-Bonus« zuzugestehen. Stellt man sich vor, der Partner wäre zum Beispiel Inder oder Indianer. Dann würde man sich bei Problemen sagen können »Er ist eben anders«. Man würde nicht in die Falle gehen, von sich auf ihn zu schließen. Man kann dem Partner diesen Bonus gewähren, selbst wenn er aus der gleichen Straße kommen sollte wie man selbst. Über diese kleine Strategie wird man der Tatsache mehr gerecht, dass Männer und Frauen sich in ihrem Denken, Fühlen, Wollen und Handeln stärker unterscheiden, als landläufig angenommen wird.

Fallbeispiel: Die suggestive Kraft der Formulierung

»Im letzten Jahr habe ich ja alles falsch gemacht«, sagte er mir in der Paartherapie, womit er allerdings die Klage seiner Frau ihm gegenüber meinte. Die beiden hatten sich auseinandergelebt, sie führte bereits eine außereheliche Beziehung und war aus der gemeinsamen Wohnung ausgezogen.

Er war gleich offen für meinen Hinweis, dass sie ja durchaus dieser Ansicht sein mochte, aber seine Formulierung schlicht fatal war. Denn sein Unterbewusstsein hatte diese Äußerung als direkte Autosuggestion aufgesaugt, ganz im Sinne einer Art programmierter Selbstdefinition. Er programmierte sich durch diese Äußerung auf Schuldübernahme und würde beim nächsten Vorwurf seiner Frau diesen Satz direkt unbewusst abnicken. Und wie man aus der Mimik-Forschung weiß, kommunizieren wir im emotionalen Dialog unbewusst mit minimalsten Gesichtsmuskel-Reaktionen. Sie sind so schwach und dauern so kurze Zeit, dass sie bei keinem von beiden Dialogpartnern das Bewusstsein erreichen, wohl aber das Unterbewusstsein des Gegenübers umfassend über unsere Befindlichkeit informieren und das eigene autosuggestiv ausrichten (Ekman et al. 2002).

Eine Alternative ist, den Vorwurf der Frau zu zitieren. Entweder in direkter Rede: »Sie meinte zu mir: ›Du hast letztes Jahr ja wirklich alles falsch gemacht.‹« Oder in indirekter: »Meine Frau meinte, ich hätte alles falsch gemacht letztes Jahr.« Der Konjunktiv der indirekten Rede ist ebenso wie die direkte Rede keine Autosuggestion.

Die häufigen Streitszenen zwischen den Partnern hatten bereits die Kinder verunsichert: Der fünfjährige Sohn beklagte sich: »Wenn ihr so weitermacht, sind wir bald keine Familie mehr.« »O.K.«, sagte sie, »ich komme wegen der Kinder zurück, nur wegen der Kinder.« Das sehe ich als Paartherapeut natürlich nicht als tragfeste Basis für einen Neustart der Beziehung. Er: »Du hast ja nie was gesagt, und plötzlich bist du fremdgegangen.« »Warum ›muss‹ ich immer alles machen in deinen Augen?«

Ich versuchte sie aufzuklären, dass er nicht ahnen konnte, was ihr fehlte, was sie bedrückte, wenn sie es nicht auch so kommunizierte. »Ich bin die Leidtragende«, klagte sie weiter. Und es kam unter Tränen ein Schwall aus Frustrationen und Kränkungen zutage. Ihr Mann verfolgte den Vorgang mit großen Augen, als ob eine fremde Frau vor ihm säße. Er hatte keine Ahnung. Während er ihr zuhörte, meine Anregung tapfer durchhaltend, das Feedback einfach schweigend aufzunehmen, wurden ihm einige Zusammenhänge des wunderlichen Verhaltens seiner Frau klar. Und er schaffte es tatsächlich weiter, einfach nur zu schweigen. Seine Frau hatte die Verletzung so empfunden. Und nur diese subjektive Empfindung und Interpretation seiner Frau, so wie er sie ganz authentisch in dieser Situation erfuhr, brachte ihn weiter darin, herauszufinden, welchen Blickwinkel seine Frau hatte.

Schritt für Schritt erkannten beide die Außenbeziehung der Frau als Zeichen einer kranken Ehe, in der schlicht die Kommunikation falsch lief. Mit dem Bemühen beider Seiten, eine neue Ebene zu schaffen, auf der beide auf Augenhöhe kommunizierten, wurde die Beziehung gerettet. Die beiden kamen sich auf eine Weise nä-

her, wie sie es miteinander noch nicht erlebt hatten. Der Liebhaber hatte seine Schuldigkeit getan. Die beiden Ehepartner waren über den Leidensdruck und die Angst, die Familie zu zerstören, quasi aufgewacht.

Der gemeinsame Urlaub

»Hauptsache weg« ist eine Art Befreiungsformel geworden, die sich durch alle Generationen zieht. Die »Bloß-weg-hier-Philosophie« gipfelt im Schlagwort »Ferien vom Ich«, was richtig verstanden bedeuten soll, dass das eigene Ich Ferien bekommt. Also: Im Urlaub »darf« man endlich so leben, wie man will, hat man Raum, hat man Zeit zur Entfaltung seines eigentlichen Wesens. Unabhängig von Image oder Position, unabhängig vom Chef, von Kollegen oder von Nachbarn.
Es lässt sich beobachten, dass viele Menschen, die in den Urlaub fahren, damit auch die Möglichkeit für zwischenmenschliche Abenteuer verbinden. Anlass dazu sind das seelische Bedürfnis nach menschlicher Nähe, nach Verständnis und Geborgenheit, das geistige Bedürfnis nach Austausch und das körperliche Bedürfnis nach Zärtlichkeit und Sexualität – im Urlaub scheinen die Chancen groß zu sein. Wir sind frei, emanzipiert und unabhängig, und doch stoße ich hier in meiner psychologischen Arbeit häufig auf eine riesige Kluft zwischen Theorie und Praxis. Viele Menschen leiden unter Einsamkeit. Wäre da nicht der Urlaub eine Chance, hier etwas zu verändern? Da lohnt sich der Blick auf diejenigen, die

sich die oben beschriebenen Möglichkeiten des Urlaubs auch »erlauben« – und das ohne Schuldgefühle und Hemmungen, mit Geduld und etwas Vorbereitung, aber ohne Anstrengung und strenge Regeln oder etwa gar deutsche Gründlichkeit. Die Basis für die Erfüllung der Urlaubswünsche liegt in einer realistischen Erwartungshaltung: Was erwarte ich unbewusst von »meinen schönsten Wochen des Jahres«?

Die Suche nach etwas, was man im Alltag nicht hat, ist ja häufig das eigentliche Motiv, das einen verreisen lässt. Damit es ein gelungener Urlaub wird, müssen zuallererst die Erwartungen an die Realität angepasst werden. Wenn aber der Urlaub dazu dienen soll, sämtliche Frustrationen des ganzen Jahres wettzumachen, dann hat man damit die potentiell schönste Zeit des Jahres hoffnungslos überfordert. Meine Paarberatungspraxis zeigt, dass der Urlaub für viele erst einmal mehr Stress als Erholung darstellt. Man muss sich umstellen auf eine ganz andere Zeitplanung, so z. B. mit dem weniger gegliederten Tagesablauf zurechtkommen. Hinzu kommt, dass der letzte Arbeitstag und die Anreise vielen Menschen besonders viel Stress verursachen. Aber darum geht es erst in zweiter Linie, wichtiger ist vor allen Dingen: Wie gestaltet man den Urlaub selbst, damit man hinterher nicht erholungsbedürftiger ist als vorher?

Aktivurlaub ist in meinen Augen besser als passiver Erholungsurlaub, der Abenteuer-Urlaub befriedigender als der reine Konsum-Urlaub. Die Erkenntnisse, die hier ihre Anwendung finden, stammen vorwiegend aus der Stressforschung, einer Disziplin, die seit Entdeckung der Manager-Krankheit eine zentrale Bedeutung für die körperliche, seelische und geistige Gesundheit gewann (Lermer 1989). Dabei muss Stress nicht immer schädlich sein, im Gegenteil. Zum Beispiel kann Stress Freude machen, oder die stressreiche Zeit wird durch entsprechende Erfolgserlebnisse belohnt. Diese gesunde Form von Stress nennt man Eustress, er ist sozusagen die Würze unseres Lebens im Gegensatz zur giftigen Form, dem Distress. So nennt man die energiezehrende Überforderung, in der unter Hektik und Druck die letzten Reserven des Menschen ausgelaugt werden, ohne ein angemessenes Erfolgserlebnis dafür zu ernten. Diese Art Stress macht krank. Eustress dagegen ist sogar gesünder, als gar nichts zu tun. Er wirkt geradezu gesundheitsfördernd. Deshalb heißt die Devise: Distress erkennen und in Eustress umwandeln. Was macht man aber in den Fällen, in denen gar keine Stressfaktoren erkennbar sind und trotzdem der ganze Urlaub einem plötzlich wie ein einziger »Riesenstress« vorkommt? Hier liegen meist unrealistische Erwartungen zugrunde.

Fallbeispiel: Endlich Urlaub!

Die Sekretärin Monika freute sich schon die ganze Zeit darauf, einmal rauszukommen aus dem öden Büroeinerlei. Endlich unter lustigen Menschen sein, tanzen, lange Nächte, reden miteinander, lachen, den nächsten Morgen lange ausschlafen dürfen, vielleicht sogar Frühstück ans Bett, Aperitif am Pool, Spiele am Strand – und das den ganzen Urlaub lang. Hauptsache: keine Planung und keine Termine, dafür viel Improvisation und Spontaneität. Ihr Freund Peter, Ingenieur mit vielen sportlichen Hobbys: Auch er wollte in seinem Urlaub viel erleben. Er hatte schon für beinahe jeden Tag ein Programm vorbereitet. Endlich mal Ruhe von all dem Trubel, endlich einmal Ruhe vom Telefon und dafür Zeit für sich haben, die Natur genießen, morgens ganz früh raus, möglichst schon zum Sonnenaufgang; nicht viel reden, sich einfach frei fühlen, ohne Zwang …

Sie strahlten nicht gerade, als sie losfuhren, weil es eben doch viel später mit der Abfahrt geworden war; sie war noch nicht fertig gewesen, und er wurde ungeduldig. Erst im Stau am Brenner hatten sie sich wieder etwas beruhigt und fingen eigentlich erst jetzt an, sich gemeinsam auf ihren Urlaub zu freuen. Die ersten beiden Tage liefen auch noch recht gut. Jeder war damit beschäftigt, sich zurechtzufinden, sich umzustellen und erst einmal richtig anzukommen.

Doch auf einmal verfielen sie immer mehr ins Streiten. Mit kleinen Gereiztheiten fing es an, plötzlich steckten sie mittendrin in einer Urlaubskrise. Keiner von beiden wusste mehr, warum sie eigentlich gemeinsam in den Urlaub gefahren waren. Sie fasste sich ein Herz und bat ihn, mit ihr darüber zu reden. Es folgte ein langes Grundsatzgespräch. Dabei kam heraus, dass die Aggressionen, die sie jetzt auf einmal gegeneinander verspürten und die sie einander so fremd erleben ließen, die Folge ihrer sehr unterschiedlichen Erwartungen an ihren Jahresurlaub waren: Sie, ziemlich extravertiert, mochte Menschen, Abenteuer und Abwechslung und hasste nur eines: Langeweile. Er war eher introvertiert, liebte das Beschauliche und fühlte sich von zu viel Lärm und Trubel leicht überfordert. Das erinnerte ihn gleich wieder an die Hektik im Büro, es machte ihn einfach nervös.

Zu diesen Unterschieden kam hinzu, dass er ein Morgentyp, sie dagegen ein Abendtyp war. Erst als sie merkten, dass der Urlaub nur offenbarte, wie verschieden sie eigentlich waren, kamen sie sich wieder etwas näher. Sie mussten einsehen, dass jeder große Erwartungen an den Urlaub gestellt und vom anderen eigentlich das gleiche erwartet hatte. Sie beschlossen gemeinsam, den anderen mehr so sein zu lassen, wie er war und sprachen offen über ihre Wünsche und Erwartungen.

Der Kompromiss sah so aus, dass abwechselnd jeder einen Tag so gestaltete, wie er wollte; dadurch waren beide bereit, am nächsten Tag mehr auf den anderen einzugehen. Und sie machten nicht mehr alles unbedingt gemeinsam, was zur Folge hatte, dass sie sich nach einigen verbrachten Stunden richtig aufeinander freuten. Und der Urlaub wurde für beide Partner ein richtiger Erfolg.

Was war passiert? Die Missverständnisse begannen mit der stillschweigenden Voraussetzung, man wolle gemeinsam dasselbe. Die nachfolgenden aggressiven Ausbrüche zeigten, dass beide von ganz verschiedenen Erwartungen ausgegangen waren. Die Rettung in dieser Situation bestand darin, die destruktiven Sticheleien in eine konstruktive Kommunikation, in offenes Reden miteinander umzuwandeln.

Diese Kommunikationsfähigkeit spricht für die persönliche Reife der beiden, die dadurch auch wiederum gestärkt wurde. Ein Regelkreis: Erst das Vertrauen in die eigene Kommunikationsfähigkeit hilft uns, die eigenen Bedürfnisse besser zu verfolgen. Diese schrittweise Selbstverwirklichung wiederum stärkt die Fähigkeit zum partnerschaftlichen Kompromiss, der im richtigen Fall nicht als Opfergabe empfunden wird. Nur durch derart konkret erlebte Erfahrungen gelingt es uns, den angestrebten natürlich-gesunden Egoismus zu entwickeln, der eben nicht auf Kosten des anderen gehen muss, sondern zwei Menschen einander echter, authentischer zeigt und sie dadurch näherbringt.

Das zweite Problem, das sich aus unrealistischen Erwartungen an den Urlaub ergibt, meint die schlichte Tatsache, dass drei Wochen im Jahr keine Chance haben, gegen 49 Wochen Alltag anzukommen. Was hat die Psychologie als Lösung anzubieten? Ich erkenne immer mehr einen – vereinfacht gesagt – richtigen oder falschen Urlaubsstil: den Typ des Ergänzungs- oder des Ersatz-Urlaubs. Ein Ersatz-Urlaub ist unbefriedigend und stresserzeugend bis extrem frustrierend. Dieser Urlauber-Typ will »endlich mal leben«, und zwar nach dem »Alles-oder-nichts-Prinzip«, also endlich mal überhaupt nichts tun müssen; dafür will er alles erleben, sehen, kennenlernen, alles nachholen, was das Jahr über nicht möglich schien. Natürlich geht es im Urlaub auch darum, das Leben zu spüren. Aber Erholung aus dieser Art Urlaub zu ziehen, ist fast unrealistisch.

Der im psychologischen Sinne »erwachsene« Urlauber wartet gar nicht erst, bis er regelrecht urlaubsreif wird. Dieses Modell, das ich den »Urlaub als Ergänzung« nennen möchte, ist eine Zeit, in der man einfach mehr von dem tut, was einem das Jahr über bereits das Leben lebenswert macht. Der Urlaub ist dann nur eine Verstärkung, ein Zurück zum Eigentlichen, ein Hin zum Wesentlichen. Für den einen ist dieser Urlaub einfach mehr Zeit für die Familie, intensivere Gespräche mit dem Partner, mehr genüssliches Beisammensein beim Essen, beim Wein und vor allem bei der Freizeitgestaltung. Sehr bewährt hat sich zum Beispiel, dass die Partner (ggf. auch mit Kindern) am Sonntag vor der Abreise sich zusammensetzen und herausfinden, was jeweils der andere vom Urlaub erhofft oder unbedingt erleben will. Denn sicher ist es besser, vorher Kompromisse auszuhandeln, als dann die Urlaubszeit mit Streit und Stress zu vergeuden.

Das zweite Kennzeichen des »erwachsenen« Urlaubers: Er lebt mehr in der Gegenwart und kann dadurch intensiver erleben. Viele Menschen sind gebremst in ihrer Fähigkeit, den Augenblick zu genießen. Sigmund Freud hat einmal gesagt, zum gesunden Leben gehöre es, sowohl arbeits- als auch liebesfähig zu sein. Ich möchte ergänzen: genussfähig zu sein. Die meisten Menschen haben heute Schwierigkeiten, ihren gesunden Egoismus zu leben, das heißt, sich zu ihren spontanen Bedürfnissen zu bekennen, diese zu artikulieren und zu verfolgen, ohne dass dies gleich auf Kosten der anderen geht. Das fängt damit an, im Urlaub nicht über die Probleme des Alltags zu grübeln, sondern stattdessen die freie Zeit voll auszuschöpfen. Urlaub als Lustfaktor also, um sich selbst besser kennenzulernen, herauszufinden, was einem persönlich am meisten Spaß macht, womit man seine Lebensfreude steigern kann.

Das dritte Merkmal eines »erwachsenen« Urlaubers ist die gesunde Notwendigkeit, die viele Menschen jedoch erst lernen müssen: Nein sagen zu können, wenn man etwas nicht will. Dafür deutlicher Ja zu seinen Bedürfnissen zu sagen und fordern zu lernen. Also zu seinen Bedürfnissen stehen und Hemmungen aus übertriebener Höflichkeit, Peinlichkeit oder etwa aus Gründen wie »das geht doch nicht«, »das kann man doch nicht machen« einfach daheim lassen. Die Kombination aus

Abgrenzung durch Neinsagen und tatsächlicher Bedürfniserfüllung macht stark und tolerant und damit für den Partner transparenter. Und gerade der Urlaub wird in zunehmendem Maße als Testfeld genutzt, um sich und seinen Partner besser kennenzulernen, um in entspannter und sinnlicher Atmosphäre herauszufinden, wo die Ähnlichkeiten und wo die Unterschiede liegen. Hier hat man Zeit. Hier kann man die Eck-Daten der gemeinsamen Partnerschaft emphasieren. Ich empfehle hier als Couple-Coach zur affirmativen Orientierung für »unsere Vision« das zeitlose Gelassenheits-Gebet:

Gott, gib mir die Gelassenheit
(oder auch: die Gnade der Gelassenheit),
Dinge hinzunehmen, die ich nicht ändern kann,
den Mut,
Dinge zu ändern, die ich ändern kann,
und die Weisheit,
das eine vom anderen zu unterscheiden.

Reinhold Niehbuhr

Glück – die zeitlose Vision für Paare

Die Psychologie des Glücks

Ausschnitt aus einem TV-Interview

Herr Dr. Lermer, was ist eigentlich Glück?

Die meisten Menschen streben nach Glück und meinen damit ein optimales, erhöhtes Wohlbefinden, das das Herz wärmt, aber zeitlich begrenzt ist. Meistens ist es so, dass es wirklich wieder verschwindet. Man muss zwischen drei Begriffen von Glück unterscheiden. Was ich nicht meine, ist: Glück gehabt haben, also einem Unglück entkommen sein (klassisches Beispiel: das versäumte Flugzeug stürzt ab). Ich meine auch nicht Glück im Sinne eines Lottogewinns oder ein Rudel Steinpilze gefunden zu haben, also einen Glückstreffer oder Glücksmoment. Das ist das, was die Amerikaner mit »Luck« beschreiben oder die Franzosen mit »Bonne Chance«. Ich meine das Glücklichsein, Happiness. Die Franzosen sagen »Fortune« dazu. Also einfach das Glück, das einen besucht, wenn man ein paar Spielregeln einhält.

Spielregeln? Ist es nicht so, dass jeder Glück irgendwie anders empfindet? Ist Glück für jeden unterschiedlich?

Für die meisten Menschen ist es das gute Gefühl, angekommen zu sein, »richtig« zu sein und den Platz im Leben gefunden zu haben, die Tätigkeit, worin man selbstvergessen aufgeht im Tun und wie im Hobby die Zeit vergisst. Das Glücksempfinden ist ziemlich ähnlich bei den Menschen, aber die Art und Weise, wie man zu diesem Gefühl kommt, ist sehr verschieden. Der eine will auf dem Berg alleine sein, der andere braucht Trubel. Der Nächste möchte in der Familie Geborgenheit erfahren, ein anderer nur mit seinem Partner allein. Ein anderer möchte etwas sozial Aktives tun, der Dritte möchte einfach nur schweigen.

Das muss man natürlich für sich selbst erst einmal wissen, oder? Das A und O ist die Selbsterkenntnis: Was ist meine einmalige Bedürfnispalette?

In Frieden leben, leben und leben lassen, Toleranz, Kreativität, Lebensfreude und Lebensqualität erfahren. All das, was wir uns auf dieser Erde von unserem Leben wünschen, finden wir nur teilweise vor. In unserem Mikrokosmos Partnerschaft und Ehe, der kleinsten Zelle des Staates, wie es heißt, haben wir die Macht und die Möglichkeit, die Regie zu übernehmen. Eine Regie, die uns dahin führt, dass alle Beteiligten auf ihre Kosten kommen, dabei aber nichts auf Kosten des oder der anderen geht: Es geht darum, gemeinsam glücklich zu werden.

Definition von Glück

In China erzählt man sich die Geschichte vom armen Bauern, der einen Sohn und ein Pferd hatte. Es war Vollmond, und als er am nächsten Tag erwachte, war das Pferd weg. Da sagten die Leute: »Ach, was für ein Unglück.« Der Bauer hingegen: »Hm, ich weiß nicht. Vielleicht.« Einen Tag später kam das Pferd mit elf anderen Wildpferden zurück. Plötzlich hatte der arme Bauer zwölf Pferde. Geschenkt. Da sagten die Leute: »Ach, was für ein Glück.« Der Bauer hingegen: »Hm.« Beim dritten Pferd passierte es beim Zureiten, dass sein Sohn vom Pferd fiel und sich ein Bein brach. »Ach, was für ein Unglück!«, sagten die Menschen. Dann kamen die Abgesandten des Königs und rekrutierten alle jungen Männer für den Krieg, aus dem niemand mehr nach Hause zurückkehrte. Der Sohn aber war dem armen Bauern geblieben, denn er musste mit seinem gebrochenen Bein nicht in den Krieg ziehen. »Was für ein Glück!«, und der Bauer sagte wieder nur: »Hm.«

Um diese beiden Arten von Glück, also wenn man verschont bleibt von einem Unglück oder wenn es einem geschenkt wird wie ein Lottogewinn, geht es hier nicht. Es geht um die dritte Version, nämlich um das Gefühl des Glücklichseins. Darum, worüber Aristoteles sagte: »Glück ist das höchste Ziel menschlichen Handelns.« Und der Vater der Psychologie, William James, meinte: »Glück ist der geheime Beweggrund für alles, was Menschen tun.«
Lange hat es gedauert, bis die Psychologie das Glück entdeckt hat. Aber jetzt wird es vehement erforscht. Diese neue Disziplin, die »Happyologie«, unterscheidet beim Glücklichsein zwischen »Trait« und »State«. »Trait« ist die Haltung, dass man sich sagt: Ich bestimme und möchte mir generell mehr Glück zuordnen in meinem Leben. Ich beschließe, dass ich zukünftig ein glücklicherer Mensch sein möchte. »Trait« ist die Bereitschaft dazu.

Und das, was wir mit den Glücksmomenten meinen, ist »State«, der Zustand, der Augenblick: wenn wir auf einem Berggipfel sind, mit einem Freund zusammen eine Diskussion führen, mit einem Partner zusammenleben, ein Kinderlachen hören oder einfach die Zeit vergessen. Genau das, was Goethe meinte mit dem Satz: »Oh Augenblick, verweile doch, du bist so schön.«

Diesen Gemütszustand, den wir, wenn er da ist, nicht missen möchten, und wenn er weg ist, möchten, dass er wiederkehrt.

Fangen wir damit an, woher das Wort Glück ursprünglich kommt. Vieles spricht dafür, dass es aus dem Mittelalter stammt. Damals nannte man das Gelingen ein »Gelükke«: wenn es beispielsweise dem Töpfer gelang, dass nach dem Keramik-Brand Topf und Deckel immer noch zusammenpassten. Kurz gesagt: Glück ist, wenn es passt. Wie und warum, das ist eigentlich zweitrangig.

Und es stellt sich uns die Frage: Wie definieren Philosophie und Wissenschaft das Glück? Bis heute gibt es jedoch keine haltbare Definition. Meistens driften die Erklärungen ab in die Bereiche Zufriedenheit oder Wohlbefinden. Hier ist jedoch relevant: Wann empfinden Frau oder Mann Glück?

Der große Philosoph Immanuel Kant meinte einst: »Man muss sich des Glückes würdig erweisen.« Derjenige Mensch wird vom Glücksstrahl gesucht und getroffen, der sich des Glückes würdig erwiesen hat, der eine entsprechende Ethik, entsprechende Tugenden auch tatsächlich lebt.

Der Psychologe Manès Sperber prägte den goldenen Satz: »Das Glück ist eine Überwindungsprämie«: als Belohnung für mühsam erbrachte Leistung, für durchgestandene Angst, für zähe Hartnäckigkeit oder unerschöpfliche Geduld. Dann folgt sozusagen Glück als »Überwindungsprämie«.

Übertragen auf unseren Kontext der Partnerschaft haben wir dafür eine reiche Möglichkeits-Palette.

Für viele Menschen ist Glück der Sinn des Lebens. Dieser Ansicht ist auch der Dalai Lama, wenn er sagt: »Ich denke, dass der Sinn des Lebens darin besteht, glücklich zu sein.« Diese Sichtweise aus dem Morgenland deckt sich mit der Aussage des Abendländers Sigmund Freud. Freud sagte: »Der Mensch strebt danach, glücklich zu sein und glücklich zu bleiben.« Und genau das wird 100 Jahre später bestätigt vom Meinungsforschungsinstitut Allensbach (2001): Man hat empirisch herausgefunden, dass die Zahl der Menschen, die den Sinn des Lebens in Glück und Freude sehen, in den letzten Jahrzehnten deutlich zugenommen hat. Weltweit gesehen ist die Menschheit übrigens vereint in dem Ziel, dass unsere Kinder glücklich sein sollen.

Eine amerikanische Gruppe bekannter Glücksforscher hat einmal die wesentlichen Untersuchungen (ca. 200 Studien mit über 250.000 Menschen) zusammengefasst und analysiert (Lyubomirsky et al. 2005). Das Ergebnis bestand aus der beeindruckenden zentralen Erkenntnis, dass glückliche Menschen erfolgreicher sind, einer Erkenntnis, die übrigens auch bereits bei Albert Schweitzer, dem Arzt von Lambarene, nachzulesen ist.

Was macht glücklich?

Alles übertreffend dominiert die persönliche Entscheidung, überhaupt glücklich sein zu wollen, also die Motivation dazu. Und die lässt sich steigern, wenn man hört, dass Glücklichsein erfolgreicher und weniger einsam macht und die Menschen länger leben lässt. Aber nicht nur quantitativ, sondern auch qualitativ besser: mit mehr Lebensfreude und besserer Gesundheit als andere. Allein die Bereitschaft, glücklicher sein zu wollen, stärkt sofort nachweislich das Immunsystem. Das gelingt einfach dadurch, dass man sich an glücksspendende Ereignisse erinnert, sich auf solche freut oder im Augenblick der Gegenwart goutiert, wie gut es einem doch gerade geht und sich das voller Achtsamkeit bewusst macht; und wenn der Partnerschaftssegen einmal schief hängt, man sich an den weisen Spruch der Stoiker aus der griechischen Antike erinnert: »Auch das geht vorüber.«

Und wo genau fängt man nun an, glücklich zu werden? Eine Formel dazu heißt: *Glück erzeugt Glück erzeugt Glück.*

Der Start: Glückliche Menschen haben eine positivere Wahrnehmung. Diese kann man selbst steuern, indem man alles entweder positiv oder gar nicht bewertet bzw. so nimmt, wie es ist. Die Psychologie nennt das Selbstwirksamkeit (self-efficacy), also die Fähigkeit, nicht als Opfer durchs Leben zu gehen, sondern gezielt glücksspendende Psycho-Hygiene zu pflegen. Nach Durchsicht der verschiedenartigsten Ansätze aus der Glücksforschung halte ich sieben Dimensionen für fundiert und konkret umsetzbar, wenn der Einzelne oder das Paar sein Glücks-Niveau wirklich und nachhaltig heben möchte:

1. *Selbsterkenntnis und Menschenkenntnis*

Inhaltlich meint diese Dimension zweierlei: Einmal die für jeden Menschen einmalige Bedürfnis-Palette: Was will ich? Und zum zweiten die eigene Werte-Hierarchie: Was ist mir wichtig? Um diese Bereiche auch passend inhaltlich zu füllen, braucht es formal zwei Fähigkeiten: Sowohl auf eine freundliche Weise Nein sagen zu können, als auch die Fähigkeit, fordern zu können.

Gerade in und auch für die Partnerschaft kann man das sehr gut freundlich, liebevoll und humorvoll gegenseitig einüben.

2. *Dankbarkeit*

Wenn man Menschen anregt, 30 Tage lang ein Dankbarkeitstagebuch zu führen, in das sie jeden Abend hineinschreiben »Wofür bin ich heute dem Leben dankbar?«, sind diese Menschen tatsächlich glücklicher als vorher.

Das ist nachvollziehbar, da man nicht mehr alles als selbstverständlich annimmt. Ähnlich dem Buddhismus, der mit dem Begriff »Achtsamkeit« Folgendes beschreibt: Freudiges Annehmen, was ist. Und dafür dankbar sein.

Ein zweiter Aspekt zum Thema Dankbarkeit ist es, auch mal einen Gefallen anzunehmen.

Wenn einem jemand freiwillig einen Gefallen tut, verändert sich die Sympathie? Diese Frage führte zu einem erstaunlichen und sogar signifikanten wissenschaftlichen Forschungsergebnis: Man mag denjenigen, dem man einen Gefallen getan hat, hinterher mehr als vorher, was tiefenpsychologisch gesehen überhaupt nicht erstaunlich ist.

Unser Unbewusstes kennt weder Zeit noch Kausalität und braucht auch keine Begründung. Es reagiert auf Fakten. Was lernt man nun für die Partnerschaft daraus? Jeder, der seinem Partner die Chance gibt, einem etwas Gutes zu tun, wird dafür hinterher sogar noch mehr geliebt.

Gelegentlich ertappe ich mich selbst dabei, mich an das Lächeln zu erinnern. Eine Erinnerung, die ich in den USA und Asien nicht brauche. Dort ist der Austausch von Lächeln Alltag. Lächeln gilt ja als der einfachste und schönste Weg, selbst glücklicher zu werden. Übrigens wurde ebenso erforscht, dass ein Lächeln nicht nur beim Gegenüber ein wohliges Gefühl erzeugen kann, sondern auch nach innen wirkt: Sobald Sie länger als 30 Sekunden lächeln, fühlen Sie sich wohler. Das kann bis zu einem Glücksgefühl gehen. Es ist wohl das wirkungsvollste, kürzeste und nebenwirkungsfreieste Anti-Depressivum.

3. Die »Visions-Simulation«

Man ging früher davon aus, depressive Menschen sähen die Welt nicht so lebendig farbig wie Gesunde, sondern eher in gedämpften Farben oder gar in Schwarz-Weiß und könnten einfach nicht wahrnehmen, wieviel Glücksquellen das Leben für sie bereithält. Diese Sichtweise hat sich mittlerweile als Illusion erwiesen. Depressive Menschen sehen die Welt, wie sie ist. Und die Mehrheit, die gesunden, erfolgreichen Menschen, färben sich die Welt schön und bunt.

Das beginnt bei unserem automatischen Programm zur Vergangenheit. Man vergisst negative Dinge leichter als positive. So gibt es leider oft einen Pendeleffekt bei Partnerschaften, dass man nach sechs Wochen Trennung meint, man hätte es doch versuchen sollen. Man nimmt wieder Kontakt miteinander auf, trifft sich und weiß nach zwei Stunden wieder sehr genau: Nein, das geht einfach nicht oder nicht mehr!

Wenn Menschen heiraten, haben sie meist mehrere gescheiterte Beziehungen hinter sich. Eigentlich müsste man sich nach der dritten oder zehnten gescheiterten Beziehung fragen, ob man für eine Partnerschaft ungeeignet ist. Doch das Gegenteil ist häufig der Fall: Beim nächsten Mann / bei der nächsten Frau wird alles anders. Eine Art Euphemismus-Algorithmus oder eine Schönfärbung, eine Hoffnung.

Von dem österreichischen Politiker Jellinek gibt es den beeindruckenden Begriff »die normative Kraft des Faktischen«. Wenn lange genug etwas falsch gemacht wird, wird es irgendwann normal. Das lässt sich umdrehen, aufs Positive übertragen, und schon heißt es: Wir machen es so lange bewusst richtig, bis es irgendwann *normal* für uns geworden ist. Wir wissen, wir können uns verändern, wenn wir unsere Gewohnheiten verändern. Schließlich wird unser impliziter bzw. unbewusster »Autopilot« durch unsere Gewohnheiten stets aktuell programmiert.

Wir haben unsere eigene Lebensführung in der Hand, und zwar mit den folgenden drei Glücksquellen:

1. Die *Erfahrung*, wie wir die *Vergangenheit* betrachten. Was hat uns gut getan?
2. *Kreativität für die Zukunft*. Das heißt, wir können bestimmen, wie wir am nächsten Morgen, am nächsten Wochenende leben möchten.

3. *Die Einstellung zur Gegenwart*, die Haltung, die Attitude, heute vielfach verbunden mit der Anregung, die Gegenwart achtsam zu leben.

4. Aktivität

Sokrates entwickelte einst den Gedanken des »Daimonion«. Das ist der innere Geist, der uns coacht, der vor einer Fehlentscheidung oder einer anderen Gefahr warnt. Der Daimonion ist jedoch weitgehend in Vergessenheit geraten, bzw. wurde er von den Kirchen zum Dämon verbrämt. Diesen Daimonion aber lässt auch Goethe – ohne ihn als solchen namentlich zu bezeichnen – zwischen den Zeilen anklingen, wenn er Dr. Faust sagen lässt: »Im Anfang war die Kraft. Doch auch, indem ich dieses niederschreibe, schon warnt mich was, dass ich dabei nicht bleibe. Mir hilft der Geist. Auf einmal seh ich Rat und schreib getrost: Im Anfang war die Tat.« Und die Tat war für Goethe immer das Wesentliche. Am Ende seines Lebens schreibt er auch, was ihn glücklich gemacht hat: »Das war mein tägliches Schaffen, mein Tun.«

Doch ganz so einfach ist das nicht: Zwischen Reden und Handeln liegen Welten. Die offenbar mühsamste Aufgabe heißt also: Pläne und Visionen in die Tat umzusetzen. Da schenkt uns der Dalai Lama eine Orientierung mit seinem Gedanken: »Tue das, was du tust, mit ganzem Herzen.« Und ist damit gar nicht so weit entfernt von Marc Aurel: »Nütze jeden Augenblick, jede Stunde, jeden Tag, als wäre er der letzte, und gib ihm dein Bestes. Mach dich dabei weder zum Tyrannen noch zum Sklaven anderer Menschen. Darauf beruht die Glückseligkeit des Lebens.«

5. *Extraversion: Der aktive Kontakt mit anderen Menschen*
Die fünfte Quelle des Glücks sind Beziehungen. Also die gelebte Extraversion.
In der Romantik dachte man noch das Gegenteil (introvertiert), dass das Glück dort sei, wo man selbst nicht ist. Hölderlin schrieb: »Da wähn ich mich im Gefängnis und sehe durch die Gitterstäbe den freien Wandersmann. Welch süße Sehnsucht.« Für heute übersetzt würde man sagen: Wo ich bin, da soll das Glück sein. Also eine Drehung um 180 Grad. Heute möchten wir verstanden werden. Und da kommen wir gleich zum nächsten Punkt: Die größte Glücksquelle ist die, andere Menschen glücklich zu machen. Das deckt sich mit dem, was Erich Fromm schreibt, dass schenken beglückender ist, mehr Freude macht, als beschenkt zu werden, was auch in der Bibel nachzulesen ist, dass geben seliger ist als das Nehmen.

6. *Freundschaften schließen und pflegen*
Im Management-Coaching, wo es auch um Themen wie Burn-out geht, ist seit einiger Zeit häufig die Rede von der »Work-Life-Balance«. Der Begriff bedeutet, dass wir zur Aufrechterhaltung unserer psychosomatischen Gesundheit und damit auch unserer Leistungsfähigkeit eine ausgewogene Balance brauchen aus Beruf, Privatleben incl. Partnerschaft und Freizeit. Genau gesehen bedeutet der Begriff »Work-Life-Balance« aber, dass man in der Zeit der Arbeit nicht leben würde. Deshalb bin ich dazu übergegangen, den Begriff abzuwandeln in »Work-Leisure-Balance«.

Schon Epikur, der griechische Glücks-Philosoph aus dem 4. Jh. v. Chr., sagte zum Thema Freundschaft: »Von allem, was die Weisheit zur Glückseligkeit des ganzen Lebens in Bereitschaft hält, ist weitaus das Wichtigste der Besitz der Freundschaft.«

Der klassische Unterschied zwischen Partnerschaft und Freundschaft liegt darin, dass Freundschaft nicht über die Verliebtheit und die sexuelle Anziehung definiert wird, was wiederum dazu führt, dass Freundschaften in meinen Augen wesentlich weniger mit Besitzanspruch verbunden sind und damit auch häufig ehrlicher geführt werden.

Aus all meinen Erfahrungen als Paartherapeut kann ich sagen, dass beide neben ihrem Partner auch noch einen besten gleichgeschlechtlichen Freund bzw. Freundin haben sollten.

7. Liebe, Partnerschaft und Sexualität

Die Krönung der sieben Dimensionen zum Glück ist natürlich die Liebe. Doch was ist das eigentlich, die Liebe? In meinen Augen entspringt das Phänomen Liebe der Entscheidung, das tiefgreifende Gefühl von *uneingeschränktem Wohlwollen* zuzulassen. Ausdifferenziert und konkret gelebt will sie sein, die Liebe, in Form von Aufmerksamkeit, Respekt, Zärtlichkeit und Sexualität, Solidarität und Interesse füreinander ebenso wie Toleranz sowie Engagement, dem Partner das Leben zu verschönern, zu versüßen, und sich dafür konkret Zeitfenster einzubauen. Das senkt in meinen Augen das Scheidungsrisiko. Mehr dazu in der folgenden Beziehungsformel.

Nachwort oder: Meine »Beziehungsformel«

Vor einer Weile noch habe ich das Tennisspiel als ideales Bild für eine gute Beziehung betrachtet: Man befindet sich zur selben Zeit am selben Platz und verfolgt einander zugewandt dasselbe Ziel. Nach meiner Beobachtung, wie viele Paare sich aber (auf dem Tennisplatz) streiten, bin ich von dieser Sicht abgerückt. Solange man das gemeinsame Ziel verfolgt, »den Ball im Spiel zu halten«, also möglichst viele Dialog-Bälle hinzubekommen, ist alles noch friedlich. Wenn aber einer von beiden vorschlägt »Machen wir doch ein Spiel«, und das Zählen der Punkte beginnt (Spiel-Satz-Sieg), kippt das Konstrukt, denn sobald man im Minus ist, mutiert das Gegenüber vom Partner zum Gegner.

Solche in der Psychologie »Nullsummenspiele« genannten Anordnungen, bei denen man nur gewinnen kann, wenn der andere verliert, haben das Potential für Kränkungen und Streit. Ob es um Fechten, Boxen, Ringen oder Tischtennis geht, ich würde es nicht mehr als Modell für eine Partnerschaft empfehlen. (Natürlich gibt es Ausnahmen, wenn ein reifes Paar in der Lage ist, angemessen zwischen Sieg und Niederlage zu unterscheiden.)

Möchte man bei einem Bild aus dem Sport bleiben, so eignet sich Frisbee viel eher: Man hat gemeinsam das Ziel, miteinander einen möglichst hohen Punktestand zu schaffen. Frisbee hat noch einen weiteren allegorischen Vorteil: Ein Abweichen vom guten Wurf kann vom Partner ausgeglichen werden. Das gemeinsame Ziel provoziert Flexibilität auf beiden Seiten.

Man wächst zusammen über sich hinaus.

Konkret erfordert meine Beziehungsformel oder Empfehlung für Paare folgende Bedingungen:

- Beide Partner brauchen auch außerhalb der Beziehung Anerkennung, berufliche wie private. Mit dem Ziel, das eigene Selbstwertgefühl zu stärken. Das ist meine sehr persönliche Empfehlung für Frauen, die über längere Zeit »nur« Hausfrau und Mutter waren und als Anerkennungsquelle lediglich den Ehemann hatten. Wie bereits ausgeführt, ist der Mann mit dieser Erwartungshaltung der Frau häufig überfordert. Beide Partner brauchen einen gleichgeschlechtlichen besten Freund oder eine beste Freundin und natürlich einen gemeinsamen Freundeskreis. Das entscheidende Ziel dabei ist, über dieses soziale Netz unabhängig vom Partner zu erfahren, dass man liebenswert ist und gebraucht wird. Wiederum schafft man sich persönlichen Freiraum, man schafft damit mehr Freiwilligkeit, und wie bereits erwähnt, schafft Freiwilligkeit Lust auf Nähe.
- Zwei getrennte Wohnungen oder ein Ausweichschlafzimmer bzw. eine Couch im Wohnzimmer. Die Folge dieser Gegebenheit ist, dass man nicht gezwungen ist, im selben Raum zu schlafen, wenn man gerade durch Streit oder Meinungsverschiedenheiten den anderen nicht um sich haben möchte. Ideal wären auch zwei Badezimmer. Wenn das nicht durchführbar ist, sollte man sich zumindest nicht zur selben Zeit im gemeinsamen Badezimmer aufhalten, damit es einem leichter fällt, Würde, Respekt und auch die Verliebtheit aufrechtzuerhalten.

- Beide Partner müssen kommunikationsfähig sein, was man heute auch über psychologische Beratung, in Coachings oder in Seminaren lernen kann. Zudem gilt es, die Erkenntnis aus der Kommunikationspsychologie zu nutzen, dass jede Kommunikation aus einem Inhaltsaspekt und einem Beziehungsaspekt besteht: Neben der Information, die man dem Partner gibt, vermittelt man ihm auch, wie sehr man ihn schätzt, respektiert, liebt. »Der Ton macht die Musik«, sagt der Volksmund, und die Erkenntnisse aus der Körpersprache belegen, dass man letztlich alles sagen kann, wenn man die entsprechende Form trifft und natürlich den richtigen Zeitpunkt. Lässt sich eine Kluft nicht überbrücken, sollte man sich an eine Empfehlung der englischen Diplomaten erinnern, die sagten: Let 's agree to disagree. (Lass uns übereinstimmen, dass wir in diesem Punkt nicht zusammenkommen.)
- Beide brauchen etwas Verbindendes, zum Beispiel nach außen hin als ein Paar zu gelten, einen gemeinsamen Freundeskreis und natürlich auch gemeinsame Geheimnisse zu haben.
- Der Schlüssel heißt: gemeinsame Zukunftsorientierung. Beide sollten sich verbindende Ziele stecken bzw. Visionen entwickeln. Waren das früher die Kinder oder die Firma, ist es möglicherweise später der Anspruch, einfach ein gutes Paar zu sein, es zu schaffen, eine gute und wirklich langjährige Ehe zu führen; oder ganz einfach und rasch realisierbar neue gemeinsame Interessen wie Sport, Reisen, Hobbys etc. zu finden und gemeinsam zu betreiben.

Fallbeispiel: Erfahrungen weitergeben

Barbara und Michael sind nun schon fast 25 Jahre verheiratet. Das Nest ist leer. Seit einem Jahr leben sie allein in dem Haus, in dem früher Kinderlärm, laute Musik und Familiendiskussionen dominierten. Sie wissen beide, dass ihre Beziehung eine neue Form und eine neue Definition braucht. Die große Aufgabe, Kinder großzuziehen und erfolgreich in die Welt hinauszuschicken, ist erfüllt. Gleichzeitig möchten sie ihren Kindern, die inzwischen selbst beide feste Partner haben und bald heiraten wollen, etwas mit auf den Weg geben, das sie vor einigen Fehlern bewahren möge, die die Eltern gemacht haben.

Barbara und Michael kamen zu mir, um herauszufinden, wie man psychologische Erkenntnisse mit ihren eigenen persönlichen Erfahrungen aus 25 Jahren Ehe verbinden könnte. Sie wollten daraus eine kleine Broschüre machen, für ihre eigene Beziehung und auch als Empfehlung für ihre Kinder, um so immer wieder auf gemeinsame Zielsetzungen zurückgreifen zu können.

Fazit: statt den Mangel an idealem Soll zu beklagen das vorhandene Ist genießen.

Wir einigten uns auf drei grundlegende Einstellungen, die jeder Partner mit dem Ziel einer dauerhaften Beziehung lernen und einüben kann:

1. Die Andersartigkeit des Partners zu tolerieren, statt sie zu beklagen, diese vielmehr bewusst zur Kenntnis zu nehmen, ja vielleicht sogar als Ergänzung und Bereicherung zu schätzen;

2. sich verabschieden von kindlichen Elternprojektionen auf den Partner, von Idealen und von der Tendenz, von sich auszugehen: Der Partner ist anders, weder perfekt noch verantwortlich für die Frustrationen, die das Leben als Lektionen bereithält;
3. sich lösen von dem Automatismus, aufgestaute Aggressionen aus anderen Quellen reflexhaft beim Partner zu entladen.

Und zum Schluss meines Buches komme ich als Wissenschaftler zu der Frage »Ist Partnerschaft heutzutage nur noch eine schöne Illusion?« Sie ist und bleibt es genau dann, wenn man glaubt, es gäbe »den Richtigen« oder »die Richtige«, und wenn man annimmt, Liebe allein reiche für eine dauerhafte Partnerschaft aus. Die Qualität einer Beziehung basiert immer auf der *Partnerschaftsfähigkeit* beider. Und diese beginnt beim Selbstbewusstsein des Einzelnen, der sich von morgens bis abends erinnert, wie die drei maßgeblichen Dinge heißen: Zuneigung, Humor und Respekt.

Am Ende unseres Lebens werden jeden von uns drei Fragen erwarten, auf die Sie dann hoffentlich eine zufriedenstellende Antwort wissen:

1. Hast du deine Möglichkeiten genutzt?
2. Hast du *anständig* gelebt?
3. Hast du Liebe gegeben und bekommen?

Literatur

Achouri, Cyrus (2011). Wenn Sie wollen, nennen Sie es Führung. Systemisches Management im 21. Jahrhundert. Offenbach: Gabal.

Allensbacher Bericht (2001). Spaß haben, das Leben genießen Nr. 5.

Alt, Franz (1990). Jesus – der erste neue Mann. München: Piper.

Bauer, Joachim (2006). Warum ich fühle, was du fühlst. Intuitive Kommunikation und das Geheimnis der Spiegelneurone. München: Heyne.

Ben-Shahar, Tal (2007). Glücklicher. Lebensfreude, Vergnügen und Sinn finden. München: Riemann.

Bender, Doris; Lösel, Friedrich (2003). Kohärenzsinn und andere Persönlichkeitsmerkmale als protektive Faktoren der Ehequalität. In: Grau, Ina; Bierhoff, Hans Werner (Hrsg.). Sozialpsychologie der Partnerschaft. Berlin: Springer.

Bierhoff, Hans Werner; Grau, Ina (2003). Sozialpsychologie der Partnerschaft. Berlin: Springer.

Bierhoff, Hans Werner; Grau, Ina (1999). Romantische Beziehungen – Bindung, Liebe, Partnerschaft. Bern: Hans Huber.

Biermann, Daniela (2007). Bakterien gegen Depressionen. Pharmazeutische Zeitung online Ausg. 18.

Birkenbihl, Vera F. Witzesammlung. München: Redline Verlag.

Bodenmann, Guy (2004). Verhaltenstherapie mit Paaren. Ein modernes Handbuch für die psychologische Beratung und Behandlung. Bern: Hans Huber.

Bojack, Barbara (2010). Der Suizid im Kinder- und Jugendalter. Hochschule Wismar, Fakultät für Wirtschaftswissenschaften. Hochschule Wismar Service GmbH.

Brandes, Holger (2007). Wie Mann sein muss, damit Frauen ihn Lieben. In: Welt vom 28.02.

Brockhaus, Michael (2004). Brockhaus Enzyklopädie. Mannheim: Bibliographisches Institut & F. A. Brockhaus AG.

Brühlmeier, Arthur (2009). In: Kuhla, Eckhard (Hrsg.) (2011). Schlagseite: Mann-Frau Kontrovers. Eschborn: Klotz.

Csikszentmihalyi, Mihaly (2010). Das Flow-Erlebnis: Jenseits von Angst und Langeweile: Im Tun aufgeben. Stuttgart: Klett-Cotta.

Corssen, Jens (2002). Der Selbst-Entwickler: Das Corssen Seminar. Wiesbaden: Beust.

Crocoll, Sophie (2011). Barbies Freund. In: Zeit vom 17.02.

Ebeling, Monica (2011). Stoppt endlich die Geschlechterapartheid. In: Focus Magazin Nr. 30 vom 25.07.

Ehrenberg, Alain (2008). Das erschöpfte Selbst. Depression und Gesellschaft in der Gegenwart. Berlin: Suhrkamp.

Ehrenstein, Claudia (2009). Parteien: Grünen-Frauen schicken die Männer vor die Tür. In: Welt Online 15.08.

Ekman, Paul; Friesen, Wallace V.; Hager, Joseph C. (2002). Facial Action Coding System. http://face-and-emotion.com.

Franz, Matthias; Karger, André (2011). Neue Männer – muss das sein? Risiken und Perspektiven der heutigen Männerrolle. Göttingen: Vandenhoeck & Ruprecht.

Von Friesen, Astrid (2006). Schuld sind immer die anderen! Die Nachwehen des Feminismus: frustrierte Frauen und schweigende Männer. Hamburg: Ellert & Richter.

Freud, Sigmund (1914). Zur Einführung des Narzissmus. Gesammelte Werke X, 137-170.

Fromm, Erich (2003). Die Kunst des Liebens. Frankfurt: Ullstein.

George, Nina (2011). Was Männer und Frauen in Gesprächen bewegt. In: www.gespraechskultur-in-deutschland.de.

Goldberg, Herb (1987). Man(n) bleibt Mann. Möglichkeiten und Grenzen der Veränderung. Reinbek: Rowohlt.

Haladin, Anne (2008). Mit viel Sex zum Wohlstand. Welt am Sonntag vom 16.03.

Heidbrink, Horst (2007). Freundschaftsbeziehungen. Journal für Psychologie, Jg. 15, Ausg. 1.

Heimpel, Daniela (2011). Statistisches Bundesamt: Ehen halten länger. Tagesspiegel vom 13.09.

Henry-Huthmacher, Christine; Hoffmann, Elisabeth (2010). In: Wenn Eltern nur das Beste wollen. Ergebnisse einer Expertenrunde der Konrad- Adenauer-Stiftung, S. 4. Berlin.

Hergovich, Andreas (2002). Psychologie der Schönheit. Physische Attraktivität aus wissenschaftlicher Perspektive. Wien: Fakultas.

Holsboer, Florian (2011). Depression. Wie die Krankheit unsere Seele belastet. München: Allianz-Report-Depression.

Hollstein, Walter (2011). Der entwertete Mann. In: Franz, Matthias; André Karger (Hg.). Neue Männer – muss das sein? Risiken und Perspektiven der heutigen Männerrolle. Göttingen: Vandenhoeck & Ruprecht.

Jung, Carl Gustav (1933). Die Beziehungen zwischen dem Ich und dem Unterbewussten. Zürich: Rascher.

Karney, Benjamin; Bradbury, Thomas (1995). The longitudinal course of marital quality and stability: A review of theory, method, and research. In: Psychological Bulletin 118, S. 3-34.

Kirchler, Erich (2000). Liebe, Geld und Alltag. Entscheidungen in engen Beziehungen. Göttingen: Hogrefe.

Kuhla, Eckhard (2011). Schlagseite: Mann-Frau Kontrovers. Eschborn: Klotz.

Kulick, Holger (2002). Serie: Schröders Wahlversprechen (6): Frauenpolitik – Erfolgsbilanz mit Schönheitsfehlern. In: Spiegel-Online 21.02.

Lermer, Stephan (1989). Immunkraft. Der mentale Weg zur Stärkung der Gesundheit. Düsseldorf: Econ.

Lermer, Stephan (1991). Liebe und Angst. Die sieben Enscheidungen für eine erfüllte Partnerschaft. München: mvg.

Lermer, Stephan (1997). Liebe und Lust. Der neue Weg zum Partnerglück. Mit erotischer Fotokunst von Claude Guillaumin. München: Mary Hahn.

Lermer, Stephan; Meiser, Hans Christian (1994). Lebensabschnittpartner. Die neue Form der Zweisamkeit. Frankfurt: Wolfgang Krüger.

Lermer, Stephan; Meiser, Hans Christian (2000). Gemeinsam bin ich besser. Win-Win-Strategien für Partnerschaft und Beruf. Frankfurt: Wolfgang Krüger.

Lubbadeh, Jens (2010). Geschlechter-Forschung: Frau muss man sein! Spiegel-Online 21.02.

Lutz, Wolfgang (2006). Lehrbuch der Paartherapie. München: Ernst Reinhardt.

Lyubomirsky, Sonja; King, Laura und Diener, Ed. (2005). The benefits of frequent positive affect: Does happiness lead to success? Psychological Bulletin 131, S. 803-855.

Mai, Jochen, Rettig, Daniel (2011). Wiederholungs-Effekt: Warum wir einer Aussage umso eher glauben, je öfter wir sie hören. Wirtschaftswoche vom 10.07.

Meiser, Hans Christian (1995). Freundschaft. Freunde schaffen und behalten. Frankfurt: Fischer.

Meißner, Toni (1994). Moses, hol die Tafeln ab! Über den Verlust der alten Tugenden und unsere neue »Moral«. Stuttgart: Kreuz.

Moeller, Michael Lukas (1990). Liebe ist das Kind der Freiheit. Reinbek: Rowohlt.

Moeller, Michael Lukas (1992). Die Wahrheit beginnt zu zweit. Das Paar im Gespräch. Reinbek: Rowohlt.

Nathansen, Paul; Young, Katherine (2001). Spreading Misandry: The Teaching of Contempt for Men in Popular Culture. McGill-Queen´s University Press.

Nietzsche, Friedrich (2005). Sämtliche Werke. München: dtv.

Nuber, Ursula (2007). Was Paare wissen müssen. 10 Grundregeln für das Leben zu zweit. Frankfurt: Krüger.

Saint-Exupéry de, Antoine (1999). Wind, Sand und Sterne. Düsseldorf: Rauch.

Sartorius, Mariela (2006). Die hohe Schule der Einsamkeit: Von der Kunst des Alleinseins. Gütersloh: Gütersloher Verlagshaus.

Scherer, Hermann (2011). Glückskinder: Warum manche lebenslang Chancen suchen – und andere es täglich nutzen. Frankfurt: Campus.

Schneewind, Klaus A.; Wunderer Eva (2003). Prozessmodelle der Partnerschaftsentwicklung. In: Grau, Ina; Bierhoff, Hans Werner. Berlin: Springer.

Seifert, Theodor; Seifert, Ang Lee (2006). Intuition. Die innere Stimme. Ostfildern: Patmos.

Seligman, Martin E. P. (2001). Der Glücksfaktor: Warum Optimisten länger leben. Köln: Bastei.

Sommers, Christina Hoff (2000). The War Against Boys. New York: Simon & Schuster.

Tenzer, Eva (2011). Tango – ein Tanz als Therapeutikum. In: Psychologie Heute 11, S. 79.

Wardezki, Bärbel (2006). Weiblicher Narzißmus. Der Hunger nach Anerkennung. München: Kösel.

Willi, Jürg (2007). Ko-Evolution. Die Kunst gemeinsamen Wachsens. Reinbek: Rowohlt.

Willenbrock, Harald (2006). Das Dagobert-Dilemma. Wie die Jagd nach dem Geld unser Leben bestimmt. München: Heyne.

Woolf, Virginia (2003). Ein eigenes Zimmer. Frankfurt: Fischer.